DES FORMES CLINIQUES

DE LA

COLIQUE HÉPATIQUE

PAR

OLIVE

Docteur en médecine de la Faculté de Paris,
Ancien externe des hôpitaux,
Médaille de bronze de l'Assistance publique.

PARIS
A. PARENT, IMPRIMEUR DE LA FACULTÉ DE MÉDECINE
A. DAVY, successeur
52, RUE MADAME ET RUE MONSIEUR-LE-PRINCE, 14

1884

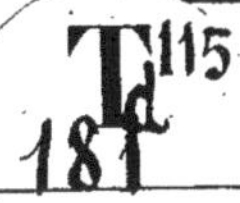

DES FORMES CLINIQUES

DE LA

COLIQUE HÉPATIQUE

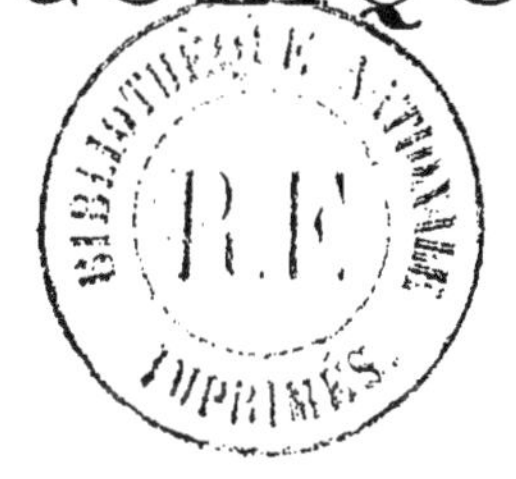

PAR

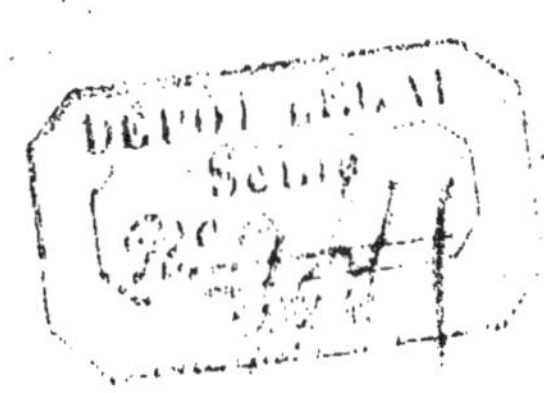

OLIVE

Docteur en médecine de la Faculté de Paris,
Ancien externe des hôpitaux.
Médaille de bronze de l'Assistance publique.

PARIS
A. PARENT, IMPRIMEUR DE LA FACULTÉ DE MÉDECINE
A. DAVY, successeur
52, RUE MADAME ET RUE MONSIEUR-LE-PRINCE, 14

1884

DES FORMES CLINIQUES

DE LA

COLIQUE HÉPATIQUE

INTRODUCTION.

C'est à notre maître, M. le Dr Huchard, que nous devons l'idée de cette thèse. Si nous n'avons pas été rebuté en voyant l'étendue et l'importance de la question, que nous ne soupçonnions point tout d'abord, c'est à ses conseils et à ses encouragements que nous le devons. Nous le prions donc d'accepter ici le témoignage de notre vive reconnaissance.

Que nos maîtres, et particulièrement MM. Germain Sée et Terrillon, nous permettent aussi de les remercier de la bienveillance que nous avons constamment rencontrée auprès d'eux, ainsi que M. le professeur Damaschino, qui nous a fait l'honneur d'accepter la présidence de notre thèse.

Nous espérions, en commençant ce travail, pouvoir traiter, d'une manière à peu près complète : *les formes cliniques de la colique hépatique*. Pour mener à bien ce projet, il eût fallu plus de temps, plus de connaissances et plus de talent que nous n'en avions. On trouvera donc dans ce travail quelques chapitres écourtés ; pour le reste, nous nous sommes borné à montrer les conditions dans lesquelles se développe la colique hépatique, à en étudier les symptômes et les variétés auxquelles ceux-ci donnent lieu par leurs diverses combinaisons, cherchant toujours à nous rapprocher de l'observation clinique et laissant de côté les considérations physiologiques et chimiques.

Le mémoire trop peu connu et presque jamais cité de Pujol, les travaux de Sœmmering, Portal, de MM. Fauconneau-Dufresne, Durand-Fardel, Willemin, Sénac, Murchison, etc., les leçons de MM. les professeurs Charcot, Bouchard et Damaschino nous ont été d'un secours trop précieux pour que nous omettions de les citer ici.

CHAPITRE PREMIER.

ÉTIOLOGIE.

L'étude des causes de la colique hépatique se divise naturellement en deux parties : 1° formation des calculs biliaires ; 2° migration de ces calculs. Le calcul d'abord, et sa migration à travers les voies naturelles ensuite, étant les deux éléments indispensables pour constituer la colique hépatique.

Parmi ces causes, les premières pourront en être regardées comme les causes lointaines, de même que de tous les autres accidents par lesquels le calcul traduit sa présence dans l'organisme, et les secondes comme leurs causes prochaines. Mais, si l'on songe que la lithiase biliaire, si fréquente chez les vieillards, y donne rarement lieu à des accidents douloureux, tandis qu'au contraire chez l'adulte, où sa fréquence est bien moindre, la colique hépatique est bien plus commune, on est amené à faire une large part à l'élément spasmodique. Le développement et la migration des calculs biliaires se font en effet souvent d'une manière latente chez le vieillard, et ne donnent lieu à aucun signe pendant la vie, de telle sorte qu'à l'autopsie on est étonné de rencontrer une vésicule pleine de calculs et les canaux cystique et cholédoque largement dilatés. On admet même qu'à la rigueur cet élément spasmodique suffirait à lui seul à constituer les crises douloureuses. C'était l'opinion des anciens, et elle fut reprise par Beau, qui pensait que la colique hépatique existait le plus souvent sans qu'il y eût de calculs ; les recherches actuelles, et en particulier celles de Wolff, qui, dans quarante-cinq cas, a toujours retrouvé des calculs, ont ramené les esprits à l'appréciation déjà formulée par Pujol, que, dans l'immense majorité des cas, les accidents douloureux sont dus à des calculs. Nous ne nous occuperons donc que de la colique hépatique par cause calculeuse, en laissant de côté les cas exceptionnels où elle a été causée par le passage de lombrics, d'hydatides ou d'autres corps étrangers.

Quand on lit quelques-unes des nombreuses observations de colique hépatique que possède la science, on ne peut guère se défendre d'être frappé du nombre et de la variété des troubles qui figurent dans ces observations au chapitre des antécédents, de même que de l'époque reculée à laquelle remontent parfois ces troubles.

Les premiers anatomistes qui connurent les calculs biliaires notèrent déjà qu'on trouve parfois des pierres dans la vessie, en même temps que dans la vésicule biliaire. Plus tard, quand on eut distingué la colique hépatique des affections avec lesquelles elle était restée jusque-là confondue, et que sa vraie cause fut reconnue, c'est la coïncidence fréquente de la lithiase biliaire et de la gravelle urinaire, sur laquelle l'attention des observateurs était d'ailleurs éveillée, qui fut remarquée.

Mais si, dans un certain nombre des observations anciennes, on trouve notés différents troubles de la santé qui précédèrent les coliques hépatiques, les maîtres d'alors ne les rapprochèrent pas les uns des autres pour en tirer quelque élément d'instruction.

Il faut arriver à l'époque actuelle, où la recherche des antécédents a pris dans l'observation des malades une si grande rigueur et a été si féconde, pour trouver faite l'étiologie de la lithiase biliaire.

A. *Causes prédisposantes.*

(a) *Antécédents héréditaires.* — Chez les ascendants ou les collatéraux des malades atteints de colique hépatique calculeuse, on rencontre le rhumatisme articulaire aigu, le diabète, l'obésité, la goutte, le rhumatisme articulaire chronique, l'asthme, la gravelle, les névralgies, la migraine, l'eczéma, la lithiase biliaire, toutes maladies que M. Bouchard regarde comme dues à un ralentissement de la nutrition, et que nous allons retrouver parmi les antécédents personnels.

(b) *Antécédents personnels.* — L'obésité, l'eczéma, le rhumatisme aigu ou chronique, la migraine, la gravelle, les hémorrhoïdes, le diabète, les névralgies, l'asthme ; en un mot, les manifestations les plus variées de la diathèse arthritique, dont la lithiase biliaire elle-même fait partie, se rencontrent avec une grande fréquence chez les individus atteints de colique hépatique. Toutes ces affections ont entre elles un lien : « La cause commune, dit « M. Bouchard, qui les engendre et qui les associe, « c'est le trouble nutritif général, la diathèse, caractéri« sée par la nutrition retardante. »

En résumé, à l'origine de la lithiase biliaire, on constate l'existence de l'arthritisme ou, suivant l'expression de M. Landouzy, de la diathèse bradytrophique. Et même, en dehors des manifestations que nous venons d'énumérer, on retrouvera chez ces malades, ainsi que M. Huchard a l'habitude de le faire remarquer dans son service, les divers attributs du tempérament arthritique : le visage est souvent haut en couleur, avec des varicosités aux pommettes, aux ailes du nez ; on observe des changements rapides dans la vascularisation de la face ; ils se congestionnent facilement, ont des troubles vaso-moteurs, sont sensibles à toutes les modifications atmosphériques, ont une tendance à l'obésité, et présentent la main à fossette (main arthritique de Potain).

(c) *Age.* — Très rare chez le nouveau-né, chez l'enfant et au-dessous de vingt ans, la colique hépatique atteint, d'après M. Sénac, son maximum de fréquence de vingt-cinq à trente-cinq ans, pour baisser de trente-cinq à cinquante-cinq, et se relever de cinquante-cinq à soixante. Chez les vieillards et particulièrement chez les vieilles femmes, chez lesquelles la lithiase biliaire est si fréquente, ainsi que le démontrent les autopsies faites dans les hospices des vieillards, la colique hépatique est au contraire rarement observée. Cette fréquence de la lithiase biliaire sans symptômes avait déjà été remarquée par Sœmmering. « Mais une observation bien vraie, dit-il, c'est que souvent des concrétions existent dans la vésicule biliaire, sans manifester leur présence par aucun symptôme, par aucun indice d'ictère, et ce n'est qu'après la mort qu'on les trouve par hasard. »

Chez l'adulte, au contraire, où la lithiase biliaire est moins fréquente, les crises douloureuses se rencontrent plus souvent : peu de calculs et beaucoup de coliques chez l'adulte, beaucoup de calculs et peu de coliques chez les vieillards : c'est qu'il y a chez l'un un élément spasmodique qui manque chez l'autre.

(d) *Sexe.* — La colique hépatique est incomparablement plus fréquente chez la femme que chez l'homme, dans une proportion de trois ou quatre à deux. La goutte et la diathèse urique, ainsi que le font remarquer tous les auteurs qui se sont occupés de cette question, est au contraire dans un rapport inverse.

Chez la femme, tous les actes de la vie génitale peuvent être l'occasion de l'apparition de la lithiase biliaire. L'établissement de la menstruation, la grossesse, à la suite de laquelle l'obésité se développe également avec assez de fréquence, l'allaitement, sont des cause fréquentes du développement de la lithiase biliaire ou de rechutes. Enfin, d'après M. Huchard, qui, dernièrement, a appelé l'attention sur les coliques hépatiques de la grossesse et de l'accouchement, les femmes qui n'allaitent pas y seraient plus particulièrement exposées.

(c) *Repos forcé.*—Parmi les causes communes aux deux sexes, le repos forcé, les passions tristes sont les plus fréquentes ; les savants (Tissot), les aliénés (Ritter), les prisonniers (Sœmmering), en fournissent de nombreux exemples.

(f) Parmi les *aliments*, on a incriminé l'abus des spiritueux, une nourriture trop animalisée, les légumes farineux, les aliments acides, les mets gras, l'insuffisance des légumes contenant de la soude, et surtout l'irrégularité dans les repas.

Les climats froids et certaines régions paraissent être favorables à la production de la lithiase bilaire.

(g) Enfin, un certain nombre d'affections du foie, la congestion chronique, l'hépatite aiguë, le cancer, et, en dehors des maladies du foie, la fièvre typhoïde, les affections chroniques de l'utérus, les fractures qui agissent comme causes de repos forcé, déterminent parfois le développement de la lithiase biliaire.

B. *Causes occasionnelles.*

Jusqu'ici, nous n'avons pas séparé les causes de la colique hépatique de celles de la lithiase biliaire ; mais la lithiase biliaire peut exister sans jamais déterminer de crises douloureuses, et certains actes sans influence sur le développement de la lithiase jouissent cependant de la propriété de les provoquer.

La fréquence de ce syndrome, quelques heures après les repas, fait qu'au premier rang de ces actes, on doit placer le travail physiologique de la digestion, et surtout, semble-t-il, de cette période de la digestion où une partie des aliments et des sucs élaborés dans l'estomac a déjà été absorbée et va grossir le flot de la veine porte, où le reste des aliments passe dans le duodénum, et où la bile est sécrétée en abondance du foie vers l'intestin.

L'ingestion de certains aliments a aussi la propriété de provoquer les crises de colique hépatique ; le café noir, les mets épicés les ramènent presque coup à sûr chez certains malades. M. Cyr incrimine l'abondance des aliments, les vins fins et surtout leur mélange.

Parmi les causes déterminantes, dont la valeur est plus facile à apprécier, on peut citer presque toutes celles qui impriment de violentes secousses aux organes contenus dans l'abdomen, une contusion, l'équitation, une course rapide ou en voiture mal suspendue.

Il y a encore de nombreuses causes, mais dont le mécanisme semble moins simple. Chez les femmes, le travail de l'accouchement (Huchard, Villemin, Cyr), le retour de l'époque menstruelle, la suppression des règles, la ménopause, etc. Nous ne citons que pour mémoire des causes bien plus hypothétiques, telles que la suppression d'un flux hémorrhoïdaire habituel, d'une épistaxis, d'un eczéma, une commotion morale vive. Il n'en est pas de même de l'ingestion d'eaux thermales, et particulièrement de celles de Vichy. On voit en effet les coliques hépatiques apparaître chez des malades envoyés à Vichy pour le traitement d'une autre affection, et les crises devenir souvent d'une plus grande fréquence et d'une plus grande intensité chez les lithiasiques en voie de traitement.

Chez la femme, la période génitale, caractérisée par le ralentissement des oxydations et la diminution de l'acide carbonique, est une des causes de la production de la lithiase biliaire. De plus, certains actes utérins peuvent déterminer la colique hépatique. On voit, en effet, les crises se reproduire d'une manière régulière en même temps que les règles, ou un peu avant leur apparition.

La grossesse et l'allaitement ont une influence variable sur le développement des coliques hépatiques. Celles-ci apparaissent pendant une grossesse et se répètent aux suivantes. D'autres femmes, qui y sont sujettes en sont exemptes pendant tout le temps de la gestation : chez les unes, cette immunité cesse pendant l'allaitement, et les accidents reparaissent à cette période ; chez d'autres, elle se prolonge pendant tout le cours de l'allaitement, et les crises douloureuses reviennent quand celui-ci est suspendu.

On observe fréquemment des crises de coliques hépatiques pendant les quelques jours qui suivent l'accouchement, et parfois elles apparaissent quelques heures seulement après la fin du travail.

Enfin, nous avons déjà signalé l'influence des affections chroniques de l'utérus qui agissent par repos forcé.

CHAPITRE II.

PRODROMES.

Si, chez certains sujets, la lithiase biliaire a pu être reconnue avant les accidents douloureux, il n'en est pas moins vrai que, dans l'état actuel des connaissances générales, c'est à la suite d'un premier accès bien tranché que la lithiase biliaire est reconnue : le premier accès est précédé d'une période parfois fort longue, où l'individu est sujet à des troubles divers, qu'il néglige, ou qui détournerait du foie l'attention de l'observateur pour la fixer sur un organe voisin auquel les souffrances seront trop communément rapportées.

Cette période prodromique des coliques hépatiques se confond avec celle que M. Cyr désigne fort heureusement sous le nom de *période latente de la lithiase biliaire.*

On comprend tout l'intérêt qu'il y a à faire la lumière sur ce point spécial, et à ne pas méconnaître des accidents qu'on rapporterait à la colique hépatique chez un sujet qui en aurait déjà présenté des accès bien tranchés, et que jusqu'ici on a désigné sous le nom de prodromes chaque fois qu'ils se sont produits avant que la cause calculeuse des accidents ne fût reconnue.

Grâce aux travaux actuels, cette période prodromique de la colique hépatique, presque toujours période de coliques hépatiques méconnues, perd chaque jour du terrain, et la plupart des accidents qui la constituent auront à prendre place dans la forme pseudo-gastralgique.

Quoi qu'il en soit, d'après les différentes statistiques publiées par les auteurs et en particulier par M. Sénac, chez près des deux tiers des malades, le développement de la colique hépatique est précédé de troubles gastriques désignés sous le nom de gastralgie, crampes d'estomac, dyspepsie. Chez un petit nombre d'autres, il y a des douleurs à la région épigastrique, au dos, à la région du foie, et chez un certain nombre le début de la colique hépatique se fait brusquement.

Les prodromes hépatiques consistent en une douleur obtuse de la région hépatique, au voisinage des dernières fausses-côtes droites : cette douleur est augmentée par la pression ; le corset est mal supporté ; le plus souvent le foie est à peine augmenté de volume et dépasse rarement les dernières fausses côtes (Cyr).

En tête des prodromes gastriques, si fréquents dans cette période, il y a une douleur épigastrique à caractère spasmodique, appelée vulgairement crampe d'estomac, qui, d'après M. Cyr, est de très courte durée, de quelques secondes à quelques minutes au plus, d'intensité assez modérée; elle ne survient pas à jeun, mais deux heures environ après les repas, au moment de la digestion intestinale.

Ces douleurs atteignent parfois un haut degré de violence ; elles peuvent disparaître un certain temps, pour réapparaître, augmenter d'intensité et durer jusqu'au moment où survient une attaque franche de colique hépatique.

A ces douleurs se joignent souvent de la lenteur et de la pesanteur des digestions, surtout après les repas du soir plus copieux ; le sujet redoute certains aliments et particulièrement les aliments excitants, qui ramènent presque à coup sûr les douleurs. Enfin, ces crises sont parfois suivies d'émissions d'urines légèrement bilieuses, ou de l'apparition d'un léger ictère apparent aux sclérotiques, aux ailes du nez.

Ces troubles gastriques, ces crampes d'estomac peulent durer longtemps, avant d'être suivis de colique hépatique franche, ou que leur nature calculeuse soit reconnue ; nous aurons d'ailleurs occasion d'y revenir en traitant des formes pseudo-gastralgiques et frustes.

CHAPITRE III.

SYMPTOMATOLOGIE.

Colique hépatique commune.

La colique hépatique, quand elle se présente dans sa forme la plus franche, offre les traits généraux suivants :

Une personne adulte, une femme, le plus souvent, dont la vie est sédentaire, dont les digestions depuis assez longtemps sont devenues pénibles et parfois douloureuses, est prise, deux à trois heures après son repas, et sans cause manifeste, d'une douleur à l'épigastre qui peut être modérée au début, mais qui ne tarde pas à devenir plus aiguë. Le malade est disposé tout d'abord à croire à des crampes d'estomac auxquelles il est sujet, ou bien s'il a déjà été éprouvé par la même affection, il sent fort bien qu'il s'agit d'une colique hépatique. En même temps, il éprouve également à l'épigastre une sensation de gonflement et de pesanteur qui lui rend insupportable la constriction de ses vêtements.

Les douleurs dans les régions épigastrique et hypochondriaque ne lui laissant que de courtes rémissions, augmentent rapidement d'intensité, prennent le caractère tormineux des coliques ; le malade est pris d'éructations, d'envies de vomir ; il lui semble qu'il sera soulagé par des vomissements qu'il provoque, ou qui, après quelques nouvelles douleurs, ne tardent pas à se produire spontanément. Ces premiers vomissements sont alimentaires, faciles, mais la légère amélioration qui leur succède n'est que de peu de durée.

A ce moment, la colique hépatique est constituée et,

si un médecin est appelé, il constatera l'état suivant. Le malade est au lit, inquiet, cherchant une position qui le soulage, souvent plié en avant, avec les mains au devant de l'épigastre ; ou bien il est assis, les genoux rapprochés du menton, et imprimant à son corps un balancement d'avant en arrière, quand les crises douloureuses le reprennent. Il accuse des douleurs violentes, occupant le creux épigastrique, l'hypochondre droit, irradiant en avant vers l'ombilic, en arrière vers l'omoplate droite, et en haut vers l'épaule droite et jusque dans le bras droit. L'épigastre et l'hypochondre droit sont saillants, tendus, hyperesthésiés, quelquefois à un tel point que le contact du corps le plus léger n'est pas supporté. La palpation, dans ces conditions, n'est pas toujours possible ; cependant, si le malade y consent, on constatera qu'il y a trois points particulièrement douloureux, où la pression réveille les paroxysmes : l'un en avant sur la ligne médiane, à quelques centimètres au-dessous de l'appendice xyphoïde ; un autre en bas et à droite de l'appendice xyphoïde, à 10 centimètres environ de la pointe de cet os ; la douleur en cet endroit peut être telle que le malade étouffe, qu'il immobilise ce côté du thorax, les mouvements respiratoires réveillent les douleurs ; enfin, dans un certain nombre de cas, le malade accuse encore une sensation douloureuse au voisinage de l'omoplate droite, des élancements dans le bras droit, des fourmillements dans les doigts du même côté.

Si la douleur permet l'exploration de la région du foie à l'aide de la palpation et de la percussion, on constatera souvent que le bord tranchant du foie dépasse les fausses côtes d'un ou de plusieurs travers de doigt, et parfois on trouvera une tumeur ronde, se durcissant sous la pression, ou pouvant fuir sous le doigt, qui répond au fond de la vésicule biliaire dilatée par la bile.

Les douleurs se réveillent par paroxysmes, ayant le caractère tormineux des coliques, ou bien comparées par le patient à la constriction que produirait un poids, un étau, ou pongitives ; les paroxysmes laissent entre eux des intervalles d'une durée variable, et peuvent arracher des plaintes, des gemissements ou des cris.

Le malade éprouve de plus un malaise général, une angoisse qui s'accompagne d'état nauséeux ; la face est pâle, quelquefois couverte de sueur froide ; la respiration n'est pas précipitée ; le pouls conserve presque toujours sa fréquence normale, rarement précipité, plus souvent ralenti, mais il est petit et serré.

Les vomissements d'abord alimentaires se répètent, mais plus péniblement, deviennent bilieux, et alors il se produit une légère détente dans tous les symptômes. Cette amélioration elle-même, qu'on peut rattacher au passage du calcul du canal cystique dans le canal cholédoque plus large, n'est que passagère ; de nouveaux paroxysmes surviennent, et, après un temps plus ou moins long, mettent fin à la crise dont la durée peut varier de quelques heures à quelques jours, et qui se termine souvent d'une manière brusque, laissant après elle de l'endolorissement de toute la région, une sensation de fatigue, et le besoin de repos.

Le lendemain, si la colique hépatique a été de peu de durée, et même parfois quelques heures après le début de l'accès, on notera un léger ictère apparent surtout aux sélérotiques, aux ailes du nez, qui pourra même ne se déceler que par la constatation de la bile dans les urines, qui, au début de l'accès, étaient au contraire aqueuses, et présentaient les caractères des urines nerveuses.

Analyse des symptômes.

Après avoir cherché à rendre la physionomie d'un accès de colique hépatique franc, bien caractérisé et d'intensité moyenne, il nous reste à décrire séparément les différents symptômes que nous y avons rencontrés, à les dissocier en quelque sorte, et, dans l'étude de la colique hépatique, on a cette bonne fortune que la nature semble s'être chargée elle-même de cette analyse.

La migration du calcul à travers les voies biliaires peut en effet ne donner lieu qu'à un seul de ces symptômes, la douleur, l'ictère, ou un accès de fièvre ; et dans l'ordre des phénomènes insolites, des troubles nerveux à siége plus ou moins éloigné, une migraine, une névralgie sus-orbitaire. Ce sont des cas de coliques hépatiques *frustes* ou *larvées* que nous étudierons plus loin.

Douleur. — La douleur, qui est un des symptômes les plus constants et celui qui entre le premier en scène, et le plus souvent subitement, existe parfois seule. C'est ainsi que chez des malades qui ont déjà présenté des accès de colique hépatique intenses, mettant le diagnostic hors de doute, d'autres accès sont constitués uniquement par une douleur ressentie des dernières fausses côtes droites à l'épigastre, parfois aussi intense que dans les cas bien nets, mais ne se prolongeant guère au delà d'une dizaine de minutes ; l'individu interrompt momentanément ses occupations ou sa conversation pour se recueillir, puis les reprend après quelques instants de souffrance. Si cette douleur survient pendant un repas, ainsi que M. Cyr en a observé des exemples, l'individu quitte la table, et, après quelques minutes de malaise et de douleurs parfois accompagnées de vomissement, y revient avec autant d'appétit ; et on n'a pas lieu d'en être surpris, si l'on songe que la colique néphrétique, chez les individus atteints de gravelle urique, revêt souvent cette forme.

Mais la douleur, hors ces cas relativement rares, s'impose bien autrement par sa violence à l'attention du médecin, qui trouvera dans l'étude de ses caractères les

plus précieux renseignements pour fixer son diagnostic.

Au début de la crise de colique hépatique, la douleur est ressentie en deux principaux points : l'un correspondant à la vésicule biliaire, et l'autre à l'épigastre. Il existe en outre deux points moins importants, l'un dorsal et l'autre scapulaire, mais dont l'existence est moins constante. Nous décrirons les divers caractères de ces points douloureux d'après M. Cornillon (1), qui les a étudiés d'une manière spéciale et a résumé à leur égard les travaux antérieurs.

Le premier, appelé *point cystique*, correspond à la naissance du canal cystique, au bord inférieur du grand lobe du foie en bas et à droite de l'appendice xyphoïde, à dix centimètres environ de la pointe de cet os. Ce point est direct. Les douleurs ressenties en ce point sont très variées, tantôt aiguës, déchirantes, térébrantes, ou bien constrictives, comparées à des pincements, des tiraillements ; elles arrachent au patient des cris et des larmes, tantôt au contraire elles sont d'intensité si médiocre que l'existence même de ce point n'est pas admise par certains auteurs ; M. le professeur Charcot (2), entre autres, la met en doute.

Même léger, ce point détermine de la gêne de la respiration, le malade immobilisant son diaphragme dont les mouvements d'ascension ou de descente, se communiquant au foie, réveillent la douleur.

Pour M. Cornillon, ce point, fixe au début de l'accès, se déplace avec le cholélithe et finit par se confondre avec le point épigastrique. Il ne cesse pas toujours avec l'accès, en dehors duquel on peut le réveiller par une pression légère, mais alors il paraît lié à l'existence de calculs dans la vésicule.

(1) Progrès médical, 1881.
(2) Charcot. Mal. du foie, p. 158.

Le point *épigastrique* est de nature réflexe et fait rarement défaut; tous les auteurs l'ont décrit. La douleur consiste en une sensation de dilatation, de resserrement, de crampe, de barre, qui s'étend depuis le rebord des fausses côtes droites jusqu'à celles du côté opposé, et s'accompagne fréquemment d'une sensation de constriction à la gorge.

Une des malades que nous avons eu l'occasion de voir avec notre excellent ami le Dr Demmler, compare la sensation pénible qu'elle éprouve à l'épigastre à un mouvement de torsion de droite à gauche et d'avant en arrière (1).

Le maximum du point douloureux épigastrique est exactement situé sur la ligne médiane, à un ou deux travers de doigt au-dessous de l'appendice xyphoïde. Il s'accentue au moment des paroxysmes, il s'y joint souvent alors de l'épigastralgie, et la pression possible jusque-là cesse de l'être; le malade ne peut plus supporter le poids d'aucun vêtement; la violence du point épigastrique diminue et cesse avec la crise. Les cas sont nombreux cependant où la pression réveille la douleur dans l'intervalle des coliques.

Le *point dorsal* a été signalé pour la première fois par M. Vidal, qui l'a appelé point de correspondance, et l'a placé sur l'apophyse épineuse de la quatrième vertèbre dorsale. M. Cornillon l'a trouvé compris entre l'apophyse épineuse de la septième et celle de la dixième vertèbre dorsale. Il correspond exactement au point épigastrique, est spontané, mais exaspéré par la pression; d'après MM. Vidal et Cornillon, ce point fait très rarement défaut.

Le *point scapulaire* signalé par Budd existerait dans un

(1) La malade couchée au n° 9 de la salle Magendie (hôpital Tenon, service de M. le Dr Huchard), dit qu'elle sent son estomac se tordre, comme un linge qu'on tord pour l'égoutter.

cinquième des cas. De siège variable, il occupe l'acromion, l'épine, la pointe de l'omoplate. Il s'accompagne de fourmillements, de troubles sensitifs dans les extrémités des doigts de la main droite, de sensibilité douloureuse dans les os du coude, notamment dans l'épitrochlée; parfois, c'est à l'épaule que la douleur est ressentie, ou bien au point cervical postérieur (Huchard); enfin les irradiations douloureuses peuvent devenir céphaliques et donner lieu à de fausses migraines. Toutes ces irradiations ont d'ailleurs un caractère commun, c'est d'être ascendantes.

Dans un certain nombre de cas, tous les points douloureux que nous avons passés en revue manquent, et c'est exclusivement dans l'hypochondre gauche que les sensations douloureuses sont ressenties, à un point situé symétriquement par rapport au point cystique, au-dessous des dernières fausses côtes, à 12 centimètres du dehors de l'appendice xyphoïde. D'après les observations de M. Willemin, qui fait remarquer que la transmission de l'hypochondre droit à l'hypochondre gauche est habituelle, ce point douloureux ne semble pas lié à une congestion splénique.

M. Huchard nous a cité également le fait d'une malade qui, en l'absence de toute inversion de viscère, n'éprouvait ses coliques hépatiques que dans la région de l'hypochondre gauche.

Sauf le point cystique, dont l'existence est d'ailleurs contestée, tous les autres points douloureux sont dus à des phénomènes d'irradiation, et ils se produisent vraisemblablement par un mécanisme analogue à ceux des points douloureux de quelques affections hépatiques, de la pleurésie diaphragmatique, de la colique néphrétique, et enfin aux douleurs qui trahissent la présence de la pierre dans la vessie urinaire.

Vomissements.—Il n'y a guère de colique hépatique un

peu vive qui ne s'accompagne de vomissements ; en tout cas, l'état nauséeux ne fait presque jamais défaut. Apparaissant dès le début de la crise, parfois même avant que la douleur épigastrique ait pris quelque intensité, cet état nauséeux persiste pendant toute la durée de la colique hépatique, et souvent encore après que celle-ci est passée. Pendant tout ce temps, il est difficile ou même impossible de faire accepter quelque liquide par l'estomac du malade, qui est tourmenté par la soif, dont la bouche est sèche, ce qui accroît d'autant ses souffrances.

Cet état nauséeux ne tarde pas à s'accompagner d'éructations, d'émission de gaz fétides, et, en même temps que les paroxysmes de la douleur deviennent plus aigus, des vomissements apparaissent soit spontanés, soit provoqués par le malade qui s'introduit les doigts au fond de la gorge.

Ces premiers vomissements ramènent des matières alimentaires non digérées; un court moment de calme leur succède. Chez quelques malades même, la provocation du vomissement conjure la colique hépatique imminente (Sénac). Mais presque toujours le accidents continuent; les douleurs paroxystiques ne laissent plus de repos au patient, tourmenté par des efforts de vomissement. Ceux-ci ramènent encore des mucosités, des débris de matières alimentaires, et enfin de la bile. Ces vomissements bilieux, pour peu qu'ils soient abondants, sont suivis d'un soulagement réel, d'une diminution de tous les symptômes qui étaient à leur paroxysme quand ils se sont produits. On est autorisé à supposer qu'à ce moment, le ou les calculs sont passés dans une partie plus large des voies biliaires, du canal cystique dans le cholédoque ou de celui-ci dans l'empoule de Vater, ou dans le duodénum, et qu'en même temps la vésicule biliaire dilatée par la bile a réussi à se vider.

Dans certains cas cependant, les vomissements reviennent extrêmement abondants, répétés, prennent le caractère incoercible, et peuvent par leur fréquence même déterminer des accidents mortels, comme M. Huchard en a observé un exemple avec M. Gueneau de Mussy.

Parfois, des calculs assez nombreux ont été rejetés par les vomissements en même temps que la bile. Les vomissements cessent avec les douleurs de la colique hépatique, parfois même avant ; dans quelques cas cependant on a vu des malades conserver pendant plusieurs jours une tendance aux vomissements, mais sans qu'ils soient accompagnés du même cortège de phénomènes douloureux.

Ictère. — Le développement de l'ictère dans le cours ou à la suite de la colique hépatique s'explique par l'obstacle que la présence du calcul dans le cholédoque apporte à l'excrétion de la bile, dont une partie est résorbée et passe dans le sang. On admet aussi que l'irritation peut se propager des voies biliaires aux éléments du foie, et amener une sécrétion plus abondante, qui serait par elle-même une cause d'ictère. Enfin, la vésicule enflammée pourrait, à la rigueur, absorber le pigment ou les acides biliaires.

Quoi qu'il en soit de ces hypothèses, l'ictère ne se développe guère que dans les cas où il y a obstruction du canal cholédoque par le calcul. Il peut donc manquer dans la colique hépatique ; son absence est due alors à l'une des causes suivantes. Le calcul siège dans la vésicule ou le canal cystique ; les calculs ne sont ni assez réguliers, ni assez volumineux pour empêcher l'écoulement de la bile qui passe entre eux et les parois du canal cholédoque ; où ils consistent uniquement en boue biliaire ou en gravelle que la bile chasse rapidement devant elle.

Dans certains cas, la présence de deux canaux cholédoques (Morgagni, Franck, Vater) ou une autre anomalie permet l'afflux de la bile dans l'intestin.

Un passage de Pujol (1), qu'on ne saurait trop citer, nous apprend que beaucoup de ses contemporains regardaient la jaunisse comme « un symptôme assez fréquent dans les affections des organes épigastriques, même spasmodiques » ; et comme ils n'étaient disposés à voir dans la colique hépatique qu'une affection spasmodique, « il leur est facile, dit-il, d'imaginer que c'est là encore une simple extension du spasme, lequel s'étant emparé des conduits excréteurs de la bile, y produit un resserrement convulsif qui refuse tout passage au fluide. »

Wan Swieten croyait l'ictère constant dans la colique hépatique; Sydenham (2), qui a décrit sous le nom de colique bilieuse l'affection dont nous traitons, sans en connaître la nature calculeuse, remarque que l'ictère qui se développe souvent dans son cours ne lui est cependant pas essentiel.

On est aujourd'hui encore trop disposé à regarder l'ictère comme un symptôme constant de la colique hépatique et à tomber dans l'erreur de Wan Swieten. « Combien de cas de colique hépatique, dit M. Vulpian (3), passent inaperçus parce qu'on s'imagine trop facilement que la production d'un ictère plus ou moins prononcé à la suite des douleurs est nécessaire au diagnostic. » M. Huchard, de son côté, nous racontait récemment, dans son service à l'hôpital Tenon, l'embarras d'un de ses confrères, qui lui adressait un malade chez lequel il avait diagnostiqué une colique hépatique, et qui, ne voyant pas l'ictère survenir, revenait sur son diagnostic, et, dans son incertitude, réclamait les conseils de notre maître.

Sur les 45 cas observés par Wolff, l'ictère a manqué 20 fois; mais dans bon nombre de ces cas les coliques

(1) Pujol. Mém. sur la colique hép., p. 393.
(2) Sydenham. De colica biliosa.
(3) Cours de la Faculté, 1874.

hépatiques ont été peu intenses, et il faut admettre que dans les cas plus graves il manque moins souvent.

L'ictère peut se produire pendant l'accès ou peu de temps après, de telle sorte qu'il est très évident six ou douze heures après le début de la colique. Mais d'ordinaire il ne se développe que le lendemain ou le surlendemain de l'attaque.

Aux téguments, c'est aux sclérotiques, au pourtour des lèvres, des ailes du nez, qu'il faut en rechercher les traces souvent fugaces, et enfin, ainsi que le remarquent MM. Willemin et Sénac, on retrouvera dans bon nombre de cas la bile dans les premières urines qui suivent l'accès, sans qu'il y en ait de trace à la peau.

L'apparition de la bile dans les urines précédant généralement la jaunisse de douze ou vingt-quatre heures, ou étant, ainsi que nous venons de le dire, la seule manifestation du passage du pigment biliaire dans le sang, il est bon d'examiner les urines des malades atteints de colique hépatique. On y trouvera, de plus, cet avantage de pouvoir parfois prédire l'apparition d'un ictère plus ou moins intense.

Nous n'indiquerons pas ici les divers procédés qui permettent de reconnaître la présence du pigment ou des sels biliaires dans les urines. Le plus souvent, on se contente de faire couler sur les parois d'un verre à expérience contenant de l'urine, de l'acide azotique fumant, et on y ajoute au besoin quelques gouttes d'acide sulfurique.

L'acide tombe au fond du verre, décompose le pigment et donne des colorations variant de la teinte vert bouteille au rouge.

Chez un certain nombre de malades, qui ont des accès de colique hépatique rapprochés, l'ictère persiste d'une crise à l'autre, augmentant pendant deux ou trois jours après chaque crise, puis diminuant jusqu'à la prochaine. La malade, que nous avons observée dans le service de

M. le Dr Huchard et dont nous rapportons l'observation, nous en a offert un exemple remarquable.

Dans la colique hépatique franche, qui ne s'accompagne pas d'autres accidents de la lithiase biliaire, enclavement des calculs, inflammation consécutive des voies biliaires ou du foie, l'ictère est rarement très intense et très persistant, l'occlusion des voies biliaires par le calcul ne durant, en général, qu'un temps assez court. Cependant, on peut citer des cas où un ictère chronique a succédé à une première attaque de colique hépatique, le calcul ayant déterminé un arrêt de l'excrétion biliaire et consécutivement toutes les lésions de la cirrhose biliaire.

Après avoir étudié les trois phénomènes les plus importants de la colique hépatique : douleur, vomissements et ictère, il nous reste à passer en revue un certain nombre d'autres symptômes plus rares, mais cependant nécessaires pour compléter l'observation. L'examen de la paroi au niveau du foie fait d'abord reconnaître que l'hypochondre droit et l'épigastre sont tendus, saillants, et que, dans un certain nombre de cas, les muscles sous-jacents sont le siège de convulsions cloniques au moment des paroxysmes.

On constate, tantôt que la configuration et les dimensions de l'organe peuvent rester normales, ou au contraire que le volume du foie normal auparavant augmente pendant la crise, soit par sa congestion, soit que le calcul arrêté momentanément dans le canal cholédoque détermine une rétention de la bile dans les canaux biliaires intra-hépatiques, en même temps que la secrétion normale peut être accrue.

Dans un certain nombre de cas de colique hépatique, la vésicule biliaire dilatée forme une tumeur accessible en partie ou en totalité à la palpation. Le plus souvent, en effet, on n'en sent que le fond au-dessous du sillon qui sépare le grand et le petit lobe du foie, ou bien on circonscrit nettement dans l'hypochondre droit une tumeur pyriforme, résistante et pourvue d'une certaine élasticité.

Chez une malade que nous avons observée dans le service de notre regretté maître, Lasègue, cette tumeur fuyait sous le doigt, et on aurait pu la prendre pour un rein flottant, et regarder les accidents que présentait la malade, douleurs et vomissements, comme dus à la compression de cet organe, si une étude plus approfondie et l'apparition de l'ictère n'étaient venues démontrer, qu'en réalité, on était en présence d'accidents de colique hépatique.

Les malades atteints de colique hépatique ont presque tous de la constipation, déterminée par les conditions qui favorisent également le développement de la lithiase biliaire. Cette constipation persiste pendant la durée de la crise et continue après. Chez les malades qui ont eu des crises de colique hépatique assez longues avec ictère, quand on provoque des selles par un purgatif, soit pendant la durée de la crise, soit après, on peut trouver les matières fécales décolorées, semblables à du mastic, de la terre glaise, quand elles sont rendues moulées, du plâtre gâché quand elles ont moins de consistance. Cet état des matières fécales s'accompagne parfois d'une grande fétidité due à l'absence de la bile dans l'intestin.

Enfin, c'est là qu'il faut rechercher les calculs ; dans les 45 cas rapportés par Wolff, cet observateur, en faisant l'examen des matières fécales pendant les jours et même les semaines qui suivaient les crises de colique hépatique, a toujours vu sa persévérance récompensée par la découverte du corps du délit. Cet examen, si on veut le faire consciencieusement, doit être prolongé pendant plusieurs jours, voire une quinzaine. Les matières fécales sont recueillies et dissociées sur un tamis sous un courant d'eau, qui entraîne ou dissout toutes les matières étrangères et ne laisse que les calculs. Il est difficile de se figurer maintenant l'étonnement et l'admiration qu'excitèrent les premières découvertes faites dans cette voie; car c'est grâce à des recherches semblables que la nature calculeuse des crises douloureuses fut démontrée. Pujol, qui, en 1792, initiait les médecins de Toulouse à la connaissance de la colique hépatique, nous décrit les luttes qu'il eut à soutenir contre quelques-uns de ses confrères déjà vieillis dans le métier, qui ne voulaient voir dans ce syndrome qu'une affection spasmodique de l'épigastre, tandis que d'autres plus jeunes, plus ardents, acceptaient, défendaient ses idées, l'appelaient auprès de leurs malades, et recherchaient avec lui ces pierres étranges, dont Fourcroy venait de découvrir la nature et les étudiaient avec soin. Ce fut à l'Académie de Toulouse, un véritable évènement que l'examen de ces pierres, « qui étaient légères, mais un peu moins que l'eau », dit Pujol, et à la coupe « présentaient un éclat métallique tel que les plus belles pyrites n'offrent rien de plus éblouissant. » — « Quand l'admiration des spectateurs, qui ne pouvaient se lasser de se donner les uns aux autres cette superbe cristallisation, fut un peu ralentie, je leur dis qu'il restait une autre merveille à leur faire voir; c'était la fusibilité et l'inflammabilité de ces pierres. »

C'est en effet à ces caractères : densité, cristallisation rayonnée, fusibilité et inflammabilité que le praticien reconnaîtra les calculs de cholestérine, si quelque doute pouvait s'élever sur leur nature.

Un des phénomènes les plus remarquables de la colique hépatique, et dont l'importance n'avait pas échappe à la sagacité des premiers observateurs, c'est, en général, l'absence de fièvre et l'état normal du pouls. « J'ai vu un grand nombre de malades, dit Pujol, qui, malgré de très grandes souffrances et de violents vomissements, n'ont jamais montré dans le cours de leur maladie aucun symptôme fébrile bien marqué ; leur pouls seulement était alors petit, resserré et, comme l'on dit, stomacal. » C'est cette notion que M. le professeur Charcot, dans ses leçons sur les maladies du foie, a formulée en disant : « L'apyrexie est la règle dans la colique hépatique. »

Il paraît même démontré, par les recherches de Wolff, qu'il y a une diminution de la fréquence du pouls.

Mais s'il n'y a pas généralement d'élévation de la température centrale, il n'en est pas de même de la température locale. On doit à M. le professeur Peter la connaissance de ce phénomène. D'après M. Mossé, qui rapporte des observations communiquées par M. Peter, l'examen de ces observations conduit aux résultats suivants :

La température locale de l'hypochondre droit qui, à l'état normal, est de 35°,5, s'éleverait autant et même plus que la température axillaire, dans les cas d'apyrexie.

Dans deux cas, où la colique hépatique s'était accompagnée de frissons et de fièvre intermittente hépatique, la température locale a été plus élevée que la température recueillie dans l'aisselle.

M. Mossé regarde ces températures comme traduisant la simple hyperhémie du foie, quand elles sont peu élevées, et, au contraire, comme symptomatiques d'une inflammation véritable quand elles sont très élevées. Il rappelle que, dans un cas, l'examen de la température locale a permis à M. le professeur Peter de rectifier le diagnostic de tumeur maligne, et de ramener l'esprit des assistants à celui de cholélithiase avec accidents.

Outre les troubles locaux, la migration des calculs à travers les voies biliaires donne naissance à des symptômes éloignés ou sympathiques dont quelques-uns sont depuis longtemps connus.

Ces symptômes consistent en irradiations douloureuses que nous avons étudiées ailleurs, en irradiations sensitives, viscérales (cœur, lipothymies, syncope, mort et motrices (contracture de l'abdomen, hémiépilepsie, convulsions hystériformes).

Irradiations sensitives. — Pujol (1), en parlant des douleurs épigastriques de la colique hépatique, dit : « Elles affectent le moral des malades et les jettent dans un abattement et un découragement qui vont quelquefois jusqu'au désespoir. Sydenham avait très bien remarqué ce symptôme singulier dans sa colique spasmodique, qui n'est autre, ainsi qu'on l'a dit ailleurs, que notre colique hépatique ; c'est pour cela même qu'il donnait encore à cette colique le nom d'hypochondriaque. Le sentiment d'inquiétude et d'anxiété locale dont il est ici question porte aisément à la tête, s'en prend même souvent à la raison, et l'on voit alors les gens les plus gais d'ailleurs tomber dans un état habituel de tristesse et même de terreur qui s'annonce dans leurs yeux, dans leurs propos, et sur tous les traits de leur figure. » Revenant plus loin sur tous ces troubles nerveux, qui se surajoutent aux symptômes de la colique hépatique et qu'il veut laisser au second plan, Pujol explique ainsi leur mécanisme : « Tous ces accidents, purement accessoires et nullement essentiels, sont évidemment la suite des grandes correspondances sympathiques qu'exercent sur la totalité de l'individu les parties précordiales et peuvent également survenir à toutes les autres affections nerveuses et dolorifiques de l'abdomen.

M. le professeur Potain, dans une leçon des plus remarquables (2), a, à son tour, appelé l'attention sur ces symptômes éloignés, et il dit en parlant du foie : « Mais ses maladies, celles surtout de ses voies excrétoires, ont de plus le don parfois bien fâcheux d'éveiller les ac-

(1) Mém. sur la colique hép., p. 390.

(2) Gaz. méd., févr. 1879.

tions réflexes ou sympathiques avec une intensité toute particulière; agissant sur le cerveau, elles produisent un état d'abattement moral et d'hypochondrie dès longtemps signalé comme un des apanages des affections où le foie est en cause. A la périphérie nerveuse, elles provoquent des retentissements tels que dans la colique hépatique, par exemple, ils prennent quelquefois une place tout à fait prédominante parmi les symptômes, et que, chez certains malades, le passage d'un gravier à travers le passage cholédoque peut se déceler exclusivement par un accès de migraine ou une névralgie sus-orbitaire. »

Irradiations viscérales. — C'est d'abord un état de suffocation, d'anxiété respiratoire observé depuis longtemps, et qu'accompagne généralement la faiblesse parfois excessive du pouls. De plus, M. Rendu signale une toux sèche, sympathique, brève, qui aurait été noté pour la première fois par Budd. On observe enfin des phénomènes stéthoscopiques se rattachant à des congestions pulmonaires, qui seraient de deux sortes : l'une limitée, mobile, passagère, à répétition, siégeant toujours à la base du poumon droit, contemporaine des accès de colique hépatique dépendant de la congestion du foie ; c'est la congestion pulmonaire lithiasique signalée par M. N. Guéneau de Mussy (1) : elle est caractérisée par de la submatité à la pression, des râles crépitants fins, nombreux, de la toux, une expectoration visqueuse, et parfois de la fièvre. L'autre plus fixe, indépendante des accès de coliques indépendantes même de la lithiase, se montrant à droite ou à gauche, à la base ou aux parties moyennes des poumons (c'est la *congestion pulmonaire des arthritiques*, signalée par Collin et Huchard).

Les troubles cardiaques consistent en un ralentisse-

(1) Clinique méd., t. II, p. 72.

ment des battements, parfois aussi des irrégularités, de l'arhytmie, des faux pas du cœur (Coignard) (1), et enfin une dilatation aiguë des cavités droites du cœur, bruit de galop droit, souffle tricuspidien, dyspnée (Potain), rarement souffle mitral (Clément, Gandolphe, de Lyon). Cette dilatation des cavités droites s'accompagne d'un léger œdème des membres inférieurs (Gueneau de Mussy).

Irradiations motrices. — Les irradiations qui se produisent dans la sphère motrice se traduisent, dit M. le professeur Charcot (2), par des convulsions tantôt générales et tantôt partielles. Elles ont été l'objet d'une étude approfondie de la part de M. Duparcque. Ce sont des convulsions épileptiformes qui affectent d'abord les muscles de la région abdominale antérieure du côté droit, puis se répandent successivement dans le membre inférieur, dans le membre supérieur, et enfin quelquefois même dans la moitié de la face du même côté. Ces troubles ont été rencontrés quatre fois sur treize cas de colique hépatique observés par M. Duparcque (3). Ils se sont accompagnés d'embarras de la respiration, de perte de connaissance, et enfin de résolution des membres convulsés. M. Sénac (4) a observé une malade chez laquelle il se produisait, pendant des crises de coliques hépatiques très violentes, des convulsions épileptiformes de la moitié droite de la face. M. le Dr Bax, de Corbie, a vu chez une de ses malades les coliques hépatiques s'accompagner de crises hystériformes, et chez une autre, arrivée au septième mois de la grossesse, d'une crise nerveuse hystériforme analogue à celles de l'éclampsie. La clinique médicale de la Charité, de

(1) Journal de thérapeutique, 25 mai 1883.
(2) Leçons sur les maladies du foie, p. 152
(3) Pathologie de Requin, parag. 1336, p. 146.
(4) Sénac. Du traitement des coliques hépatiques, 1883, p. 28.

M. Vulpian (1), contient egalement une observation de coliques hépatiques avec accidents hystériformes. A en juger par le petit nombre d'observations rapportées, les accidents convulsifs paraissent être une des complications les plus rares de la migration des cholélithes.

Enfin, la physionomie de la colique hépatique peut être assez modifiée, soit par l'absence d'une grande partie de ses symptômes, soit par l'importance exagérée que des symptômes ordinairement étrangers y viennent prendre, soit par les circonstances au milieu desquelles les crises douloureuses se développent, pour que ces cas méritent une description spéciale : c'est ce qui nous a engagé à décrire à part une forme syncopale dans laquelle nous avons réuni les cas de colique hépatique avec mort rapide par syncope, les formes pseudogastrique, fruste et larvée, et les cas où les crises douloureuses ont été accompagnées ou remplacées par des accès de fièvre.

CHAPITRE IV.

FORME PROLONGÉE OU CHRONIQUE.

La durée de la crise douloureuse, qui est en général de plusieurs heures, d'un jour ou plus avec des moments de rémission et de paroxysme dans les douleurs, peut exceptionnellement se prolonger bien davantage. Cette durée insolite des accidents semble devoir être rapportée à l'impossibilité que trouve le calcul à franchir la filière des voies biliaires ; le calcul joue le rôle de corps étranger dans un réservoir dont l'irritabilité est mise en jeu, et y détermine très probablement un certain degré de congestion et d'inflammation. Ici, comme partout ailleurs, les phénomènes douloureux n'ont pas toujours la même intensité, mais sont sujets à des paroxysmes. Le malade, qui ressent constamment une gêne, un poids dans l'hypochondre droit, est tourmenté de plus par des crises douloureuses se répétant à intervalles plus ou moins rapprochés, qui ne tardent pas à amener la cachexie, mais qui peuvent de temps à autre lui laisser des périodes de répit plus longues.

On voit, en effet, des malades avoir pendant plusieurs semaines des crises tous les jours ou même plusieurs fois par jour, puis aller mieux, se rétablir, n'avoir plus de souffrances aiguës pendant un temps variable, jusqu'à ce que, sans cause connue, ou sous l'influence d'une fatigue, du retour des règles, etc., les crises reviennent avec la même intensité et la même tenacité. M. Gueneau de Mussy, auquel nous empruntons deux observations de colique hépatique chronique, n'a vu les accidents cesser qu'après la sortie de calcul ou de boue, d'une consistance analogue à du mastic formé par de la cholestérine : c'est, en effet, en général, par l'expulsion d'un calcul assez volumineux que ces crises douloureuses guérissent.

La colique hépatique n'est pas un accident forcé de la présence ou même de la permanence d'un calcul dans le canal cholédoque. Murchison (1) dit, en effet, qu'un calcul peut obturer le cholédoque et déterminer la jaunisse permanente et l'augmentation du volume du foie sans avoir donné lieu à des coliques hépatiques. Nous-mêmes avons observé dans le service de M. Huchard, un malade chez lequel la présence du calcul dans le canal cholédoque ne fut pas soupçonnée, pendant de longs mois, au point même que l'on put croire longtemps à un simple ictère catarrhal, et le malade n'eut sa première colique hépatique que quelques jours avant sa mort. D'un autre côté, les douleurs paroxystiques peuvent se produire avec ténacité dans les cas d'enclavement d'un calcul dans une portion des voies biliaires ou, pour être plus précis, du canal cholédoque. Et alors la présence du calcul donne lieu à un ictère permanent et à une augmentation de volume du foie. On reconnaîtra, d'après Murchison, que ces phénomènes sont dus à l'obstruction du canal cholédoque par calculs, à ce que cette jaunisse permanente et cette hypertrophie du foie ont été précédées de douleurs paroxystiques et de périodes de jaunisse.

Observation I.

Colique hépatique chronique.

(Observation personnelle, recueillie dans le service de M. Huchard.)

Jeanne Decroix, Vve C..., âgée de 52 ans, plumassière, admise le 17 juillet 1883, salle Magendie, n° 8, hôpital Tenon, service de M. Huchard.

Sa mère, âgée de 75 ans, est sujette, dit-elle, à quelques manifestations douloureuses du côté des petites articulations des doigts, est d'ailleurs bien portante, et n'a jamais eu de colique hépatique.

Père (inconnu ou disparu).

(1) Murchison. Leçons sur les maladies du foie.

La malade est venue à l'hôpital pour y chercher un soulagement à des douleurs qui occupent toute la partie postérieure de la tête et de la nuque, jusqu'à la septième vertèbre cervicale. Ces douleurs, dont elle décrit assez vaguement la nature, seraient plutôt une sensation pénible de constriction et de pesanteur dans cette partie du crâne.

La malade en aurait été prise dès l'âge de 7 ans (?) et depuis elle les aurait toujours eues. Pendant vingt ans, elle n'aurait pas pu supporter le poids d'un peigne, mais ses cheveux abondants ne la gênaient pas et l'action de se peigner n'était pas douloureuse.

La malade n'a jamais fait de maladie dans son enfance.

Elle a été réglée régulièrement et abondamment de 16 ans à 49 ans.

A 20 ans, une fausse couche; pas d'autre grossesse.

A été opérée, vers l'âge de 25 ans, d'une fistule à l'anus. Etait déjà à cette époque sujette à une constipation opiniâtre qui a toujours duré depuis.

Son existence a été sédentaire (bien qu'accidentée), peu active, et il y a seulement cinq ans qu'elle travaille.

Etat actuel. — Facies haut en couleur, avec des modifications rapides dans la vascularité de la face; sous son teint rouge on trouve au nez et aux pommettes quelques varicosités.

A son entrée à l'hôpital, la malade n'appelle l'attention que sur les douleurs qu'elle ressent dans la tête. Elle se serre toute la partie postérieure de la tête pour indiquer la région occupée par ces douleurs, qui s'étend jusqu'à la vertèbre cervicale proéminente. En avant, elle ressent ces mêmes douleurs à la base du nez et à la voûte palatine.

Elle rapporte à leur existence un état de vertige auquel elle serait sujette depuis longtemps d'une manière intermittente, mais qui depuis un an est à peu près continuel. Elle tient les yeux toujours fixés près d'elle (sur ses mains), même quand elle parle à une personne éloignée. Regarder loin amène le vertige et augmente ses douleurs.

Depuis longtemps elle est maladroite du côté gauche, sujette à laisser tomber ce quelle tient, se piquer, se couper sans s'en apercevoir. Anesthésie du bras et du côté gauche avec analgésie complète.

Aux deux jambes, on retrouve des points d'hyperesthésie le long des crêtes du tibia.

De plus, la malade y signale de violentes démangeaisons.

Jusqu'en 1868, elle s'était bien portée, était belle mangeuse, quand à la suite de douleurs d'estomac, de digestions pénibles, elle fut prise de sa première colique hépatique, et en eut dans le courant de l'année 3, dont 2 s'accompagnèrent d'ictère.

Depuis cette époque, elle a continué à avoir des crises à intervalles éloignés, mais depuis cinq ans, les douleurs sont continuelles et les crises fréquentes.

Pendant les cinq premières semaines de son séjour à l'hôpital, elle n'a pas eu de colique hépatique ; alors elle a été prise d'accès qui revenaient tous les deux ou trois jours, qui se sont reproduits pendant six semaines avec cette périodicité ; après quoi, ils ont été plus espacés et plus irréguliers.

Ces accès, qui survenaient à toute heure du jour ou de la nuit, commençaient par des douleurs sous les fausses côtes, avec irradiation à la partie supérieure du thorax et à l'épaule droite ; la malade ressentait au niveau de l'hypochondre droit et de l'épigastre une douleur tormineuse, brûlante, qu'elle compare à une barre qu'on lui aurait retournée dans le corps ; pendant ses accès, elle ne pouvait plus supporter le poids des cataplasmes, et accusait deux points bien circonscrits, douloureux, à la pression, l'un cystique, l'autre épigastrique ; elle a de plus un point douloureux au niveau de la pointe de l'omoplate droite, mais plus difficile à circonscrire nettement.

Elle n'a jamais de vomissement pendant ses crises quand elle ne prend rien ; elle accuse de plus une sensation de constriction à la gorge, etouffe, et présente de la pneumatose stomacale.

La durée des crises est en général de trois à quatre heures ; une fois qu'elles furent espacées et ne se reproduisaient plus que tous les huit ou quinze jours, on constata que l'ictère que présentait la malade augmentait pendant trois ou quatre jours à la suite des crises, puis diminuait jusqu'à une nouvelle. Les urines traitées par l'acide nitrique contenaient du pigment biliaire. Les matières fécales n'ont jamais pu être examinées.

A la fin d'octobre 1883, les crises qui avaient cessé depuis trois semaines sont revenues presque tous les jours pendant une huitaine, puis la malade en a été débarrassée jusqu'à l'époque actuelle. Elle a seulement de temps en temps des pincements à l'épigastre, pendant lesquels elle pâlit, qui durent quelques minutes ; mais la pression détermine toujours de la douleur aux points cystiques ou épigastrique.

On n'a jamais observé d'augmentation de volume du foie, qui n'a jamais dépassé les dernières fausses côtes ; rien aux poumons ni au cœur. Il n'y a jamais eu de fièvre ; on a constaté à plusieurs reprises, pendant la durée des crises, que la température locale de l'hypochondre droit était supérieure de cinq à huit dixièmes à celle de l'hypochondre gauche, mais toujours au-dessous de 37°.

Depuis que la malade n'a plus de grandes crises, l'ictère a presque entièrement disparu, l'état général et surtout l'état nerveux se sont améliorés. L'hypochondrie a diminué, les douleurs de tête sont moins intenses ou ont totalement disparu ; la malade peut regarder devant elle et marcher sans crainte.

Comme traitement, la malade a été mise au lait, a pris de l'extrait de valériane, du bromure de potassium, du bicarbonate de soude, une potion éthérée; et enfin, pendant les crises, on a fait quelques applications de ventouses sèches et scarifiées sur l'hypochondre droit et quelques injections sous-cutanées de morphine.

Cette observation de colique hépatique chronique est également intéressante en ce que les accidents douloureux s'accompagnaient de migraines et de troubles oculaires et sensitifs variés.

Observation II (personnelle).

(Recueillie dans le service de M. Huchard.)

Ictère chronique par obstruction calculeuse du canal cholédoque. Mort par urémie hépatique. A l'autopsie : cirrhose biliaire et enclavement d'un gros calcul dans le canal cholédoque.

B... (Justine), 59 ans, journalière, née dans le Cantal, entre le 9 janvier 1883, salle Laënnec, lit n° 75, hôpital Tenon (service de M. Huchard). Bonne santé antérieure jusqu'au début de la maladie, qui a eu lieu il y a quinze mois. A cette époque a perdu son appétit, ses forces, et a commencé à maigrir, mais sans souffrances. Il y a sept mois, elle est devenue jaune, ses urines étaient rouges, couleur acajou, la peau de l'abdomen était ridée, plissée, le ventre rétracté; la jaunisse a augmenté peu à peu, puis il est survenu des nausées et des vomissements biliaires.

La malade n'a jamais eu de melæna, et aucune douleur du côté du foie, sauf une sensation de pesanteur dans cette région.

A son entrée, la malade présente une teinte jaune verdâtre assez prononcée des téguments ; le ventre est affaissé, la peau, très lâche, permet l'examen du foie, qui déborde légèrement les fausses côtes et qui donne aux doigts qui le palpent une sensation de granulation. On sent aussi la partie inférieure de la rate, et on s'aperçoit qu'elle a notablement augmenté de volume. Cet examen provoque des douleurs assez légères ; il n'y a pas la moindre trace de liquide dans l'abdomen ni d'œdème nulle part.

La malade ne présente rien du côté du cœur, ni du côté des poumans, si ce n'est quelques râles sous-crépitants aux deux bases, qui indiqueraient un peu de congestion pulmonaire.

Les urines sont rouges, chargées de pigment biliaire, mais ne contiennent ni sucre ni albumine.

La malade est prise à peu près tous les huit jours de frissons et de vomissements, et cependant elle n'a pas de fièvre. Elle a des épistaxis fréquentes depuis le début de sa maladie; chaque fois qu'elle se mouche elle ramène un peu de sang; pas de melæna. Les matières fécales sont décolorées, le sommeil est agité; céphalée assez fréquente.

Cet ensemble de symptômes rendait le diagnostic très difficile. On songea d'abord à un carcinome, mais l'absence de cachexie fit écarter cette idée. On s'arrêta alors assez longtemps au diagnostic de catarrhe chronique des voies biliaires avec commencement de cirrhose hypertrophique. On parla un moment de coliques hépatiques, et enfin on maintint le diagnostic de congestion chronique du foie avec abcès persistant. Comme traitement, la malade fut mise au régime lacté, qu'elle acceptait volontiers (ventouses scarifiées sur la région du foie, douches froides).

26 janvier. L'ictère est toujours assez prononcé; la malade a éprouvé pendant trois ou quatre jours des douleurs assez aiguës au niveau des fausses côtes droites pour avoir gêné sa respiration.

8 février. La teinte jaune des téguments a diminué; la malade va mieux, il lui semble que ses forces et son appétit reviennent.

Depuis ce temps, jusqu'à la fin de mai, l'état de la malade s'améliore sensiblement, elle engraisse même; quant à l'ictère, il diminue beaucoup, mais ne disparaît pas. C'est ainsi qu'un jour la malade paraît bien moins jaune que la veille, et que le lendemain il y a pour ainsi dire une recrudescence.

Le 31 mai, à la suite de la visite de ses parents, la malade est prise de symptômes ressemblant assez à une indigestion, ce qui fit croire immédiatement à quelque écart de régime. Elle est prise des accidents d'une colique hépatique, vomissements alimentaires, puis muqueux, bilieux, s'accompagnant de douleurs à l'épigastre; elle n'a pas de fièvre ni de frissons, mais il survient de la prostration. L'ictère s'accentue, devient plus foncé, la langue est fuligineuse, la physionomie change complètement, mais elle ne perd pas connaissance et répond bien aux questions.

Elle est prise d'incontinence d'urines, qui sont d'ailleurs très peu abondantes et contiennent 6 grammes d'urée par litre. Elle ressent des douleurs très vives dans tout le ventre, surtout à l'hypochondre droit; l'abdomen se ballonne, il se produit de l'ascite, mais pas d'œdème.

L'état de la malade s'aggrave graduellement, l'affaiblissement augmente ; pas d'hémorrhagies, pas d'épistaxis, pas de melæna, pas de fièvre, sauf les deux derniers jours, 8 et 9 juin ; pas de délire. La malade tombe dans le coma le 9 juin et succombe dans la soirée.

Autopsie le 11 juin. — A l'ouverture du corps, on trouve 1/2 litre de liquide jaunâtre dans la plèvre droite et 4 litres environ dans l'abdomen.

Le foie n'a pas augmenté de volume ; il présente à la coupe une coloration jaune verdâtre très prononcée, sans granulations ; le tissu hépatique est un peu dur à la coupe ; le parenchyme biliaire imprègne complètement le parenchyme hépatique.

Le canal cholédoque, très dilaté, présente 7 centimètres de circonférence ; le canal cystique 4 centimètre. Il n'y a rien de particulier à l'ampoule de Vater, la vésicule biliaire est revenue sur elle-même, ses parois sont très épaissies,

L'incision du canal cholédoque met à nu un calcul énorme qui oblitérait complètement sa cavité, à forme cylindro-conique, à base dirigée du côté du foie ; sa longueur est d'environ 4 centimètres, son poids de 10 gr. 1/2 ; il n'est pas très dur et paraît formé de boue biliaire.

La rate est très hypertrophiée.

Les parois du cœur sont amincies, flasques ; il y a un peu de dilatation du ventricule droit. mais pas d'altération valvulaire.

Aux poumons, congestion des deux bases.

Rien aux reins.

La surface de section du calcul trouvé dans le canal cholédoque est d'un jaune très prononcé, sans noyau central ; on remarque une stratification manifeste. Les canaux biliaires sont entièrement dilatés jusqu'aux plus fines ramifications et contiennent du gravier et de la boue biliaire. Les parois sont très colorées en jaune par la bile. La circonférence des canaux, qui au niveau du hile du foie est de 6 centimètres, atteint encore 2 à 3 millimètres aux branches d'origine.

Le sang contenait 2 gr. 50 d'urée par litre.

Observation III.

(Empruntée à Murchison, Lancet, 1867, t. II, p. 352.)

John W..., 30 ans, tailleur de pierre, admis en février 1867, souffre depuis six mois de douleurs aiguës dans l'abdomen. Pendant huit jours, il a, dit-il, plusieurs paroxysmes par jour, puis est tranquille pendant le même temps, après quoi les douleurs le reprennent. Il n'a jamais eu de vomissements, mais sa première attaque a été suivie d'une jaunisse qui ne l'a pas quitté depuis ce temps.

Il vient d'être repris de ces douleurs pendant six semaines; mais il ne souffre plus depuis quelques jours, quand il vient se faire admettre à l'hôpital.

On le trouve très amaigri, avec sécheresse de la peau, ictère général modéré, augmentation légère du volume du foie; pas de tumeur correspondant à la vésicule biliaire; l'appétit est bon; pas de vomissements, pas de fièvre.

Quinze jours après son entrée, il se produit une aggravation dans son état. La jaunisse a augmenté, les urines sont plus pigmentées, les selles sont décolorées, le foie a augmenté de volume et descend à deux travers de doigt au-dessous des côtes, dans la ligne mammaire. Au-dessous, on trouve une tumeur arrondie, sensible à la pression correspondant à la vésicule biliaire. Il y a une élévation légère de la température; le pouls est à 96, la langue sèche.

Ces symptômes persistent pendant quelques jours et s'accompagnent de vomissements, puis la température baisse, le pouls redevient normal; cette amélioration coïncide avec la disparition de la tumeur formée par la vésicule, et des selles qui contiennent de la bile en abondance; la convalescence s'établit rapidement et la jaunisse disparaît.

On ne trouva pas de calcul à l'examen des matières fécales. Pour Murchison, il a été dissous ou est retombé dans la vésicule.

Observation IV.

(Empruntée à M. N. Guenoau de Mussy. Clinique médicale, t. II, p. 74.)

Mme P..., âgée de 40 ans, fille d'un goutteux, a eu plusieurs atteintes de colique hépatique; plusieurs fois Vichy lui a réussi et a assuré son repos pendant quelques années; la dernière fois qu'elle y a été, elle n'a éprouvé aucun soulagement, les souffrances ont plutôt augmenté, et la peau a pris une teinte ictérique. Cette teinte, de plus en plus foncée, est devenue noire; les conjonctives étaient vert-bouteille, les selles décolorées, les urines couleur de vieil acajou; l'appétit languissait; sans être très maigre, elle avait beaucoup maigri.

Elle accusait une sensation de tension pénible dans l'hypochondre, et, sans qu'elle éprouvât les crises douloureuses violentes qui caractérisent les coliques hépatiques, cette tension se changeait parfois en douleurs de côté intenses.

Au bout de deux ou trois ans, elle eut des épistaxis, des hémorrhagies, et quelques pétéchies qui m'inspirèrent des inquiétudes. Le foie était volumineux et descendait à trois ou quatre travers de doigt au-dessous des côtes.

Derrière le muscle droit, on sentait une résistance que j'attribuai à la vésicule distendue. L'extrait de quinquina rouge donné à la malade parut diminuer cette disposition hémorrhagique. Délivré de ces accidents, de concert avec mon ami le Dr Barth, je prescrivis l'usage quotidien du sirop d'éther à la dose de 4 à 6 cuillerées à café chaque jour, délayé dans de l'infusion de saponaire.

La malade prit également, chaque jour, un quart de lavement avec la solution d'une cuillerée à café de bicarbonate de soude dans un dernier verre d'eau. Le traitement fut assez exactement suivi, et la malade finit par rendre un calcul volumineux ; sa santé depuis lors s'est rétablie et elle n'a pas eu de nouvelles atteintes de coliques.

Observation V.

(M. N. Gueneau de Mussy. Clinique médicale, t. II.)

Une dame de 50 ans, éprouvée par de longs chagrins, fut prise d'inappétence et en même temps d'une sensation de pesanteur douloureuse dans l'hypochondre droit, sans douleurs très aiguës ; elle éprouvait presque tous les soirs un petit mouvement fébrile avec chaleur sèche de la peau. Elle maigrissait, s'affaiblissait ; la peau avait une teinte légèrement jaune, plus accentuée sur les conjonctives. Le foie dépassait les côtes ; il était douloureux à la pression, et l'on sentait une tuméfaction au niveau de la vésicule. Après avoir essayé, en Prusse, plusieurs médications qui étaient demeurées inefficaces, cette dame fut envoyée par Chomel à Vichy. Vers la fin de sa cure thermale, elle commença à rendre par les selles une bouillie blanchâtre, qui, soumise à l'analyse, fut trouvée constituée par de la cholestérine. A partir de ce moment, cette malade fut guérie d'une maladie qui durait depuis plus d'un an. Cette cholestérine devait être accumulée dans la vésicule distendue, y produisait une irritation qui troublait les fonctions hépatiques et provoquait cette fébricule quotidienne, rebelle à tout traitement. Après cette évacuation, cette dame reprit de l'appétit, des forces, du teint, de l'embonpoint, et, après l'avoir observée pendant qu'elle était sous la direction de Chomel, je la suivis pendant plusieurs années, sans que son rétablissement se démentît.

CHAPITRE V.

FORME GRAVE (SYNCOPALE).

Si la syncope et la mort sont des accidents assez inattendus et assez rares dans le cours de la colique hépatique, pour que les observateurs les plus favorisés n'en aient vu qu'un nombre de cas fort restreint et aient été surpris par la brusquerie du dénouement, il n'est cependant pas sans intérêt de rapprocher et de comparer le petit nombre des observations connues.

Il nous semble, en effet, que les observations de coliques hépatiques avec mort rapide, dans lesquelles les accidents qui ont précédé la mort ont été relatés avec quelques détails, se rapprochent presque toutes du type suivant :

Début brusque ; douleurs excessivement violentes, qui augmentent d'intensité pendant quelques heures. Vomissements. Anxiété, respiration très prononcée. Faiblesse excessive du pouls, cyanose et refroidissement des extrémités et de la face, qui s'accompagnent d'atténuation des douleurs et mort quinze à vingt heures après le début de l'attaque, parfois à l'occasion d'un mouvement, quand le malade demande à être assis dans son lit ou levé. A l'autopsie, on trouve un calcul engagé soit à l'entrée du canal cystique, soit à l'orifice duodénal du canal cholédoque.

En revenant sur chacun des points de cette description, on voit qu'on n'est pas, le plus souvent, en présence de cas de mort subite, comme, par exemple, dans certains accès d'angine de poitrine, qu'au contraire, c'est l'expression de *mort rapide*, d'ailleurs employée par beaucoup d'auteurs et entre autres par M. le professeur Charcot, qui convient à ces cas. De son côté, M. le professeur Brouardel, qui a publié l'autopsie d'un cas semblable, emploie bien, à la vérité, le mot *mort subite ;* mais il fait observer qu'il donne à cette expression le sens le plus étendu qu'on lui accorde en médecine légale.

Tous les auteurs nous semblent donc être d'accord pour reconnaître que la mort se produit rapidement, mais non subitement.

Si, dans la plupart des observations que nous rapportons, les accidents qui ont précédé immédiatement la mort n'ont pas été notés et si, en particulier, nous n'y trouvons pas relatés l'état de la circulation et celui de la respiration, nous trouvons formellement indiqués dans quelques autres la petitesse du pouls, l'anxiété respiratoire excessive, le refroidissement et la cyanose des extrémités, et dans une d'elles des lipothymies. Nous croyons donc pouvoir admettre que, dans la plupart des cas de mort, celle-ci est précédée d'une période plus ou moins longue, pendant laquelle on observe les phénomènes que nous venons de signaler : petitesse du pouls, anxiété respiratoire, refroidissement et cyanose progressifs des extrémités. Il semble au contraire que, dans d'autres cas, la mort ne soit pas seulement rapide, mais véritablement subite.

M. le professeur Charcot (1) rapproche ces accidents de l'abaissement du pouls, qui, d'après Wolff, se rencontrerait constamment dans le cours de la colique hépatique. Il ne les regarde pas comme liés nécessairement à l'intensité des douleurs, « car ils surviennent, dit-il, dans des cas où la douleur n'offre rien d'exceptionnel. »

Il les explique physiologiquement par les résultats des expériences bien connues de Brown-Séquard, qui consistent à provoquer à des degrés divers l'irritation

(1) Charcot. Leçons sur les maladies du foie et des reins, p. 153.

des ganglions semi-lunaires qui concourent à l'innervation des voies biliaires.

Cette irritation, quand elle est intense, provoque un réflexe qui détermine l'arrêt du cœur en diastole. C'est-à-dire une syncope :

« Portée moins loin, cette irritation pourra déterminer une diminution plus ou moins durable de la force du cœur, et ainsi se produira l'état lipothymique. »

Il est un autre point qui nous a paru non moins remarquable : c'est la rapidité avec laquelle les accidents amènent la mort. On voit, en effet, dans presque toutes les observations que nous avons pu réunir, la mort survenir de douze à dix-huit heures après le début de l'accès.

Si nous examinons les résultats fournis par les autopsies, dans l'immense majorité des cas, les voies biliaires sont saines, on n'y trouve même pas d'éraillures de la muqueuse, on ne trouve pas non plus de ces files de calculs engagés depuis la vésicule jusqu'à l'embouchure du cholédoque dans le duodénum ; presque toujours on trouve un calcul, soit à l'entrée du canal cystique, qu'il a dilaté sur une petite étendue, soit à l'ampoule de Vater.

Pujol (page 172) nous semble être le premier qui ait noté ce fait : il dit avoir vu, sur trois sujets morts pendant la durée de coliques hépatiques, les concrétions assez volumineuses engagées à l'entrée du conduit cystique par un de leurs bouts, tandis que l'autre bout était encore dans la vésicule : « Et cependant, ajoute-t-il, du lieu peu avancé où étaient encore ces corps étrangers, ils avaient eu le pouvoir d'exciter les coliques épigastriques les plus terribles. »

Quand on ne rencontre pas le calcul à l'entrée du conduit cystique, c'est à l'orifice duodénal qu'on le trouve presque toujours.

Habershon dit avoir vu trois malades mourir dans le

collapsus par intensité de la douleur dans le cours des coliques hépatiques, et chaque fois un calcul fut trouvé à l'orifice duodénal du cholédoque (1).

Le cas rapporté par M. le professeur Brouardel en est un exemple frappant :« Au niveau de l'ampoule de Vater on voit, dit-il, un petit calcul qui fait hernie dans la cavité abdominale, et qui est coiffé par la muqueuse comme le gland l'est par le prépuce ; ce calcul est taillé à facettes, et ne semble pas oblitérer complètement la lumière du canal. »

Nous n'avons pas cherché à démontrer que la mort était bien la conséquence des troubles nerveux et se produisait en dehors de toute rupture des voies biliaires, et de toute lésion durable. Presque tous les auteurs admettent, d'ailleurs, la possibilité de la mort par syncope ; les expériences de Brown-Séquard, sur l'irritation des ganglions semi-lunaires, les autopsies, et entre autres celles faites par M. Brouardel, semblent devoir entraîner la conviction.

Observation VI.

Forme syncopale et mort rapide.

(Empruntée à M. Cornillon. Vichy médical, septembre 1878, résumée.)

B... (Marie), 54 ans, très obèse, teint subictérique : coliques hépatiques depuis trois ans, qui depuis plusieurs mois ont augmenté de fréquence et d'intensité, vient à Vichy en juillet.

Vers le dixième jour du traitement thermal, colique hépatique assez intense.

Cinq jours plus tard, apparition d'une crise vers cinq heures du matin : douleurs très violentes, ne laissant pas un instant de répit à la malade.

L'épigastre, le dos, les deux hypochondres sont très sensibles à la pression ; le foie est considérablement augmenté de volume ; il atteint en avant l'ombilic, et à droite il dépasse le rebord des fausses côtes de quatre travers de doigt. Vomissements rares, peu abon-

(1) Habershon. Lancet, 1879, t. II, p. 723.

dants : j'ordonne 10 centigrammes d'extrait thébaïque en potion gommeuse. Il était alors dix heures du matin.

A une heure de l'après-midi, la colique avait augmenté d'intensité; la malade ayant vomi la première cuillerée de sa potion ne voulait plus la continuer. Les souffrances étaient atroces ; la malheureuse se roulait sur son lit en poussant des gémissements ; les extrémités étaient froides, le pouls fréquent et petit. Comme la malade était décidée à ne subir aucune médication, on a recours aux suppositoires opiacés et belladonés de Charrier ; on en applique trois d'une heure et demie à deux heures et demie.

A ce moment, les douleurs deviennent plus supportables, la malade m'ayant dit que la crise se passait et qu'elle voulait dormir, je partis. A cinq heures, on venait me chercher en toute hâte : depuis vingt minutes, la malade souffrait davantage, elle étouffait et était sur le point d'expirer

Lorsque j'arrivai, elle était morte.

Dans ce cas, c'est seulement douze heures après le début de la crise que la mort est survenue. M. Cornillon l'attribue à l'intensité des souffrances et à leur durée ; remarquons seulement que la mort est survenue, après deux ou trois heures de calme, et que ce n'est pas la douleur, mais la suffocation qui est signalée à ce moment.

Observation VII.

(Wood. Lancet, 1844, p. 120.)

Un homme âgé de 42 ans, sujet à des coliques hépatiques, est pris subitement dans la nuit de douleurs plus vives que les fois précédentes.

Ces douleurs persistent dans la journée et la nuit suivante. Vers trois heures du matin, il demande qu'on l'assoie sur son lit, et tombe en syncope au moment où on le lève. Il meurt deux heures après vingt heures après le début de l'accès.

A l'autopsie, la vésicule biliaire contient 98 calculs, dont plusieurs de la grosseur d'une fève, les autres de pois. Pas de calculs dans les canaux biliaires, ni dans les intestins ; autres organes sains.

Observation VIII.

(Leigh. Med. Times and Gaz., 1867, t. I, p. 248).

Mrs. B., 33 ans, de constitution délicate, sujette à des névralgies, accouchée d'un quatrième enfant, depuis six semaines, bien rétablie, avait fait la veille une course à cheval d'une heure. Une heure après avoir déjeuné de bon appétit, elle est prise subitement en montant à sa chambre d'une horrible douleur à l'estomac, de difficulté de respiration, et d'un sentiment de défaillance. On lui donna un peu d'eau-de-vie et d'eau ; on lui met un cataplasme sur l'épigastre. A ce moment, elle vomit sans que la douleur ni la dyspnée fussent soulagées. Elle pense que son déjeuner passait mal, et que c'était une attaque de *spasmes* comme elle en avait déjà eu et n'était pas disposée à envoyer chercher son médecin.

Une heure après, je la trouvai au lit, couchée en partie sur la côté droit et sur le dos, le corps penché en avant se plaignant d'une grande douleur à l'épigastre, et d'une dyspnée très pénible avec angoisse précordiale; les lèvres et le pourtour de la bouche bleus, la la face très pâle et tous les signes d'une vive anxiété. Le pouls est fréquent, mais ses autres caractères sont normaux. En ma présence, elle vomit un liquide brun, composé de matières alimentaires.

Je lui prescris des sinapismes à l'épigastre, de l'eau-de-vie, de l'eau de Seltz, des pilules d'opium et du camphre.

Dans la nuit, tous les symptômes s'aggravent, la malade fait de vains efforts pour respirer, le pouls devient presque insensible, les vomissements sont répétés.

La malade se plaint d'une très vive douleur entre les deux épaules, et remarque que cette névralgie la fait plus souffrir que les précédentes, croyant sans doute à une atteinte de la même affection.

Ether; laudanum.

La malade, éprouvant le besoin d'aller à la selle, est portée sur la chaise, où elle tombe en syncope ; on renvoie chez le médecin.

Quand j'arrive, la douleur a diminué, mais le pouls est insensible, les extrémités froides, et la malade meurt à six heures et demie du matin, seize heures après le début de l'attaque.

Autopsie. — Putréfaction commencée ; un calcul unique dans la vésicule du volume d'un petit œuf d'oiseau. Le canal cystique à sa naissance admet la première phalange du doigt, après quoi son calibre redevient normal duodénum et pancréas très enflammés ; deux cuillerées de liquide séreux sanguinolent dans le péritoine. Rien autre.

Le médecin regrette de n'avoir pas insisté sur l'opium.

Observation IX.

(Fauconneau-Dufresne, p. 186).

Une dame de 72 ans, après avoir passé une bonne nuit, se plain au réveil de vives douleurs à l'estomac et de nausées. *Elle demande une infusion de mélisse et meurt en la buvant.*

Le Dr Curry, qui avait vu la veille cette dame bien portante, voulut faire l'autopsie. Il trouva tout le corps en bon état, à l'exception du conduit cholédoque dont l'intérieur était fort enflammé. Il y avait plusieurs calculs dans la vésicule, mais on ne découvrit pas celui que M. Curry supposa avoir déterminé la vive douleur et la mort.

Ce cas nous semble pouvoir être rapproché de ceux où nous avons vu les malades tomber en syncope au moment où on les lève, où on les assoit dans leur lit.

Observation X.

(Durand-Fardel. Mal. des vieillards, p. 159).

Chez une femme de 82 ans, qui avait eu de l'ictère quelques jours auparavant, celui-ci reparaît à la suite d'une indigestion, 15 août.

Le 17. Douleur dans la région lombaire. Tout à coup, à midi, la malade perd la parole, respiration fort irrégulière ; extrémités froides ; mort quelques heures après. A l'autopsie, on ne trouve rien qui pût expliquer cette mort rapide. (*Calcul gros comme la phalange de l'index près de l'embouchure du cholédoque*, voies biliaires dilatées, gorgées de bile, muqueuse rouge vif sans ramollissement).

Ce cas nous paraît remarquable en ce que la syncope et la mort rapide se sont produites presque sans douleur ; il vient à l'appui de l'opinion de M. le professeur

Charcot, que la syncope n'est pas due forcément à l'intensité de la douleur.

Observation XI.

(Empruntée à M. le professeur Brouardel).

Mort subite pendant la durée d'une colique hépatique. (Annales d'hygiène publique et de médecine légale, mars 1882.)

Le 12 mars 1882, une jeune femme, âgée de 30 ans, bien constituée, vigoureuse, partait vers la fin de l'après-midi des environs de la rue du Caire, où elle était demoiselle de magasin ; se croyant en retard pour prendre un train du chemin de fer de Strasbourg, elle courait jusqu'à la gare, et s'apercevant qu'il lui restait encore quelques minutes avant le départ, entrait dans un des cafés qui entourent cette gare, et prenait un verre de sirop de groseille et d'eau de seltz.

Quelques minutes après qu'elle s'était assise dans un vagon, elle fut prise de douleurs abdominales extrêmement violentes, elle ne pouvait retenir ses plaintes et dit à une des personnes qui l'entouraient : « Je ne sais pas ce que je viens de boire, mais je crois que je suis empoisonnée. »

Au moment de descendre à Nogent-sur-Marne, ses douleurs étaient si vives, qu'un des employés de la gare dut l'aider à marcher et la conduire à l'hôtel le plus voisin. Cette dame ne crut pas pouvoir aller jusqu'à la maison où on l'attendait et qui, pourtant, n'était qu'à quelques cents mètres de la station.

A l'hôtel, les douleurs persistèrent, il y eut des vomissements incessants; nous ignorons quelle était leur nature. Le médecin qui fut appelé, diagnostiqua une colique hépatique, rassura les personnes qui s'intéressaient à la malade. Après quelques alternatives de crises et d'accalmies relatives, la malade succomba brusquement dans la nuit, vers une ou deux heures du matin.

Cette terminaison imprévue, contraire aux prévisions d'ailleurs très légitimes du médecin, les paroles prononcées par la jeune femme éveillèrent l'attention du parquet, et le 17 mars, je fus chargé de procéder à l'autopsie du cadavre.

Les téguments et les sclérotiques ne présentaient pas de coloration anormale. Le cerveau, les poumons, le cœur étaient sains. Notons seulement que les cavités cardiaques contenaient du sang liquide et noir, et quelques petits caillots noirs. Je reproduis textuellement le procès-verbal d'autopsie des organes abdominaux :

« L'estomac renferme des gaz et quelques débris d'orange; le tissu cellulaire sous-muqueux est infiltré de sérosité, la muqueuse est colorée en jaune, mais ne présente ni congestion, ni ecchymose, ni ulcération.

« Le péritoine renferme environ 500 grammes de sérosité rougeâtre, presque chocolat. (La mort datait de cinq jours et la putréfaction était commencée.) L'épiploon est extrêmement congestionné et épaissi. Les anses intestinales sur leur surface péritonéale sont maculées par de nombreuses plaques rouges de congestion et d'imbibition sanguine. Mais la séreuse péritonéale n'est dépolie sur aucun point de son étendue, elle ne présente pas non plus, notamment dans la cavité du petit bassin, de traces de péritonite ancienne ou récente.

« L'intestin grêle (duodénum et première partie du jéjunum) semble constituer un cylindre plein et dur. En les ouvrant, on constate que leur lumière a presque disparu; les valvules conniventes sont complètement déplissées, et le tissu cellulaire sous-muqueux est infiltré par une sérosité rosée, qui ne s'écoule pas après la section. Dans les autres parties, l'intestin grêle n'a pas la même apparence; sa cavité contient un peu de bouillie jaunâtre sans caractères.

« Le foie est pâle et exsangue, son tissu est un peu graisseux. Le canal cholédoque est dilaté. Au niveau de l'ampoule de Vater, on voit un petit calcul qui fait hernie dans la cavité intestinale et qui est coiffé par la muqueuse comme le gland l'est par le prépuce. Ce calcul est taillé à facettes et ne semble pas oblitérer complètement la lumière du canal. Il est trop peu volumineux pour gêner la circulation des gros vaisseaux sanguins.

« Les parois de la vésicule sont très épaisses. Cette vésicule renferme 71 calculs de cholestérine, ayant chacun le volume d'un pois environ et taillés à facettes très nettes.

« Le pancréas est le siège d'une hémorrhagie qui imbibe complètement tout son parenchyme.

« La rate, les reins, l'utérus, les ovaires étaient sains, la vessie était vide. »

L'analyse chimique des viscères ne fit découvrir la présence d'aucun poison minéral ou végétal.

Observation XII.

(Fabre. Relations pathogéniques des troubles nerveux consécutifs aux affections viscérales, p. 10).

Un ictérique, sans symptômes graves, se plaint d'une sensation de prurit dans l'hypochondre droit; cette sensation est suivie d'une douleur vive, puis de coma et d'algidité. On administre à l'intérieur vingt grammes d'acétate d'ammoniaque.

Le lendemain, on retrouve le malade poussant des cris inarticulés; les contractions de la face et des membres indiquent une douleur violente, mais le malade a perdu connaissance et ne répond pas aux questions.

La pression du foie ne provoque aucun signe de douleur ; il n'y a pas de tumétaction de l'abdomen, les extrémités sont froides, le pouls petit, et les urines sont rendues involontairement.

On écarte l'idée d'une rupture des canaux biliaires, puisqu'il n'y a pas de signe de péritonite; les troubles centraux et l'état comateux sont d'ailleurs différents de ceux de la péritonite.

On écarte également l'idée de cholérine; il n'y a pas de subdélirium chez notre malade, le pouls est petit, imperceptible, mais pas irrégulier.

Il n'y a pas d'hémorrhagie, et les douleurs violentes qu'il accuse par ses gestes ne sont pas de la cholérine. De plus l'affection est subite chez lui, la marche de la cholérine serait au contraire progressive.

Enfin, les selles de notre malade étaient colorées depuis quelques jours ; il n'y a donc pas eu d'augmentation de la bile dans la circulation.

Il n'y a pas d'urémie; l'analyse des urines dont la quantité est considérable prouve que le liquide est normal, sauf la présence de pigment biliaire. On est donc amené au diagnostic de lithiase biliaire.

Le malade qui présente de la congestion pulmonaire droite tombe en syncope; celle-ci se complique de frissons et d'algidité et est suivie de mort.

A l'autopsie, on constate de la cirrhose biliaire. Il n'y a pas de calcul actuel dans les voies biliaires, mais il a été chassé pendant le cours des accidents (?) et ceux-ci n'en ont pas moins continué et amené la mort.

CHAPITRE VII.

FORME FRUSTE (COLIQUES HÉPATIQUES PSEUDO-GASTRALGIQUES).

Si celles des coliques hépatiques atténuées, auxquelles on a donné le nom de pseudo-gastralgiques, n'ont reçu cette dénomination que des auteurs modernes, leur existence n'en a pas moins été mise hors de doute, presque aussitôt que la colique hépatique elle-même fut distinguée des affections avec lesquelles elle était restée confondue. C'est ainsi qu'au dire de Pujol (1), « Wintringham nous apprend qu'une expérience très certaine et très réitérée lui a prouvé que, dans tous les sujets qui, après leur repas, sont tout à coup attaqués de nausées, de vomissements, d'anxiété et de douleur dans l'épigastre, et chez lesquels, peu de temps après, la jaunisse se manifeste, il existe quelque concrétion bilieuse en mouvement dans les routes qui conduisent de la vésicule au duodénum. »

La colique hépatique pseudo-gastralgique se rapproche en effet beaucoup de l'accès franc ; comme celui-ci, c'est de deux à trois heures après les repas qu'elle apparaît.

La douleur épigastrique à laquelle elle donne lieu est localisée, comme dans la colique hépatique franche, en un point placé à deux centimètres au-dessous de l'appendice xiphoïde, et dans un certain nombre de cas, il existe des points douloureux correspondants sur les vertèbres, à l'omoplate, etc.

(1) Wintringham, cité par Pujol, p. 387.

Il y a en même temps du gonflement de l'estomac, du malaise, de l'anxiété respiratoire, des éructations, un sentiment de constriction à la gorge, des palpitations cardiaques. Cette forme se distingue de la commune en ce qu'elle donne rarement lieu à des vomissements ; sa durée est en général diminuée et ne dépasse guère deux à trois heures, après quoi la digestion se continue sans autre accident.

Assez fréquemment, elle laisse à sa suite un ictère très léger, appréciable aux lieux d'élection, ou décelé seulement par la présence de la bile dens les urines.

Tous ces troubles, en somme assez légers, assez vagues, auxquels les femmes sont particulièrement exposées, n'éveillent que difficilement l'attention de l'individu et celle du médecin. Le malade se plaint de crampes d'estomac, de gonflement après ses repas, etc. ; son appétit est conservé, l'état général est bon, et le médecin ne voyant rien là de nature à l'inquiéter est disposé à se contenter du diagnostic vague de gastralgie, ordonne par habitude quelques calmants, quelques poudres absorbantes, parfois par bonne fortune l'eau de Vichy : les crises pseudo-gastralgiques, reviennent très irrégulièrement, pouvant laisser au malade des semaines, des mois ou des années de repos, et il en ira ainsi jusqu'à ce qu'un accident bien tranché, ictère ou colique hépatique franche, vienne mettre sur la voie du diagnostic.

Les observations que nous rapportons à la suite de ce travail prouvent suffisamment que cette erreur a été fréquemment commise, et qu'on a soigné pendant longtemps, pour des crampes d'estomac, des malades qui en réalité présentaient cette forme de colique hépatique. On verra par la lecture de ces observations qu'il fallait en quelque sorte au médecin une sorte de divination pour diagnostiquer les calculs hépatiques derrière ces douleurs épigastriques, à cause de la confusion qui régnait dans ce qu'on appelait gastralgie. C'est à cette confusion et à l'ignorance de la forme pseudo-gastralgique de la colique hépatique qu'on doit de voir noter si fréquemment parmi les prodromes des crampes d'estomac, des gastralgies, des dyspepsies, appelées à rentrer dans le cadre même de la colique hépatique. C'est à elle qu'on doit de voir des malades, envoyés à Vichy pour y être traités d'affections de l'estomac, être pris à cette station des accidents communs de la migration des calculs. Et si l'on juge de sa fréquence par celle des prodromes gastriques (dyspepsie, crampes d'estomac, gastralgie), on arrive à cette conclusion que, chez plus de la moitié des sujets, la colique hépatique débute par la forme pseudo-gastralgique.

Et, en effet, si cette forme peut alterner avec des accès francs, bien plus fréquemment, elle précède ces accès. C'est ce fait que M. Mossé a cherché à expliquer en émettant l'hypothèse suivante : la vésicule et les canaux biliaires, peu riches à l'état normal en fibres musculaires, auraient besoin d'un certain temps pour que ces fibres s'hypertrophient ou se multiplient, et c'est seulement lorsque ces fibres seraient suffisamment développées qu'elles seraient en état de se contracter assez énergiquement sur les calculs pour déterminer les symptômes d'une colique hépatique franche. Qu'on admette cette explication, ou qu'on préfère ne voir, avec M. Cornillon, sous ces symptômes atténués de coliques hépatiques, que la migration d'un sable ou d'une boue biliaire, l'existence même de ces accidents n'en reste pas moins constante. On pourrait même se demander si ces douleurs ne traduisent pas simplement des efforts infructueux faits par la vésicule pour chasser les calculs qui y sont contenus. L'autorité des auteurs et la lecture de quelques-unes des observations que nous avons recueillies prouvent en effet qu'il n'est pas nécessaire que le calcul franchisse toute la filière des canaux biliaires pour donner naissance à la colique hépatique, même la plus violente.

Si l'erreur était presque impossible à éviter autrefois, le médecin est suffisamment éclairé aujourd'hui pour ne pas confondre ces accidents pseudo-gastralgiques avec la gastralgie vraie.

Qu'il se défie tout d'abord de ces crampes d'estomac qui ne surviennent qu'assez longtemps après le repas, alors que la digestion est déjà assez avancée ; ce n'est pas ainsi que procède la vraie gastralgie. Chez le gastralgique, la douleur épigastrique existe avant l'ingestion des aliments, elle s'exaspère à leur contact, et dure jusqu'à ce que la digestion stomacale soit terminée ; tandis que chez le lithiasique, la douleur n'apparaît qu'au moment de la digestion duodénale.

M. Huchard établit de la manière suivante le diagnostic différentiel de la gastralgie et de la colique hépatique pseudo-gastralgique.

1° Le gastralgique présente des douleurs plus fréquentes, plus répétées; le pseudo-gastralgique a des douleurs plus espacées. Ainsi le gastralgique ne restera pas deux mois, quatre mois sans souffrir. Le pseudo-gastralgique restera plusieurs mois sans avoir de crises, et celles-ci se montrent chez lui par accès.

2° Le gastralgique souffre à jeun, ou sous l'influence des repas. L'heure de la pseudo-gastralgie, ce n'est jamais avant, jamais pendant le repas, mais deux heures après.

3° Les douleurs surviennent d'une façon soudaine dans la colique hépatique, ce qui existe à un degré moins prononcé dans la gastralgie.

4° Dans la colique hépatique pseudo-gastralgique, les douleurs ont des irradiations du côté de l'épaule. Dans la gastralgie, rien de semblable, mais il peut exister une névralgie intercostale réflexe.

5° Enfin, après la colique hépatique pseudo-gastral-

(1) Voir Huchard et Axenfeld, Traité des névroses, p. 193.

(2) Union médicale, 1882.

gique, même sans ictère, les urines sont rouges, et leur examen décèle la présence du pigment biliaire. On n'en trouve jamais dans les urines des gastralgiques, et leurs accès se terminent par l'émission d'urines ordinairement limpides.

M. le professeur Peter signale en outre les caractères distinctifs suivants : courbature diaphragmatique et conservation de l'appétit dans la colique hépatique.

M. Cyr insiste sur l'importance au point de vue du diagnostic, de la présence du pigment biliaire dans les urines. Sa constatation à la suite de douleurs épigastriques, est, d'après lui, un signe presque *pathognomonique* de la nature calculeuse de ces douleurs.

Observations XIII et XIV.

Coliques hépatiques simulant des crampes d'estomac. Examen des matières fécales. Calculs biliaires. (Hôtel-Dieu, service de Trousseau) (1).

1° Chez une femme âgée de 40 à 50 ans il était survenu, deux jours avant son entrée à l'hôpital, de la douleur dans la région épigastrique, avec vomissements non bilieux ; après une recrudescence des plus pénibles, la douleur avait disparu pour faire place à un sentiment de fatigue et de courbature. Ces violentes coliques avaient été désignées sous le nom de crampes d'estomac. Les matières fécales ont été examinées avec soin, et on y a trouvé un calcul mural, gros comme un pois et constitué par de la cholestérine.

2° Une femme âgée de 40 à 50 ans, employée à la lingerie de l'Hôtel-Dieu, ressentit des crampes d'estomac dès 1852. On la traita pour ces prétendues crampes jusqu'en 1857, sans aucun succès. Elle eut alors une période de calme ; mais en décembre dernier elle fut prise d'attaques nouvelles, durant de quatre à cinq heures et se reproduisant à des intervalles de longueur variable. Enfin, elle eut en dernier lieu, il y a dix-huit jours, deux ou trois fois par jour, des douleurs très vives dans le creux épigastrique, s'irradiant dans le flanc droit, dans le dos et dans le ventre, persistant une demi-heure, une heure et même plus. Le 12 mars, ces douleurs se prolongeaient

(1) Journal de méd. et de chir. prat., t. XXX, année 1859, p. 155.

pendant cinq heures : le 13, pendant onze heures; elles s'accompagnaient de vomissements non bilieux, et le soir de ce dernier jour elles cessèrent tout à coup. Puis survinrent des frissons et un ictère prononcé. A partir du 13, pas de garde-robes. Le 16, administration d'un purgatif. Les matières fécales sont lavées et examinées avec soin, et on y découvre cinq calculs prismatiques à facettes.

Dans des cas semblables, le médecin a trois éléments qui peuvent le mettre sur la voie de la colique hépatique. Le caractère des douleurs, des crampes venues sans causes connues, qui s'en vont de même en donnant lieu à quelques nausées, et en laissant un peu de malaise et d'anorexie; les vomissements non bilieux, un ictère léger, qui dans la forme habituelle échappe toujours à l'attention des malades, tant il est peu prononcé, mais il reste l'ictère urinaire, caractérisé par de l'urine couleur de bière, et qui teint la chemise en jaune. Enfin il y a un moyen d'établir le diagnostic sur une base solide, c'est l'examen des matières fécales.

Observation XV.

(Cornillon. Progrès méd., 1879, p. 159).

Mme V.., 36 ans, vient à Vichy en juin 1876 et 1877. D'un caractère égal; n'a jamais eu d'attaques de nerfs. Sa mère a souffert la plus grande partie de sa vie de coliques hépatiques à répétition. Quant à Mme V..., depuis qu'elle est réglée, elle a constamment ressenti des crampes d'estomac après le repas du soir. On la disait gastralgique, et on la soignait comme telle. Les douleurs allèrent toujours en augmentant, si bien qu'elle fut prise un soir d'un frisson intense, de vomissements, de douleurs intolérables dans l'hypochondre droit et à l'épigastre. Le lendemain le calme était revenu, mais elle était jaune.

Depuis cette époque, Mme V... a eu plusieurs accès semblables au premier, mais les crampes n'ont pas cessé pour cela; en effet, elle éprouve de temps en temps des tiraillements, des pincements douloureux, qui durent parfois une demi-heure. Elle regarde ces souffrances comme de petites crises avortées, car lorsque les véritables accès de colique hépatique surviennent, ils commencent généralement par des crampes.

CHAPITRE VII.

FORME LARVÉE,
(MIGRAINES, NÉVRALGIE SUS-ORBITAIRE, FIÈVRE, ETC.).

L'étude de la forme fruste ou pseudo-gastralgique nous conduit naturellement à celle d'autres cas, où l'on ne retrouve presque plus rien parmi les symptômes qui appartienne à la colique hépatique, et qui méritent le nom de formes larvées. C'est ainsi que M. Huchard nous citait l'exemple d'un malade qu'il voyait avec M. N. Guéneau de Mussy, qui était pris de temps à autre de pincements de l'estomac qui duraient au plus quelques minutes, et ne s'accompagnaient d'aucun des symptômes ordinaires de la colique hépatique. On découvrait toujours cependant, à la suite de ces légères douleurs, des calculs biliaires dans les matières fécales.

Il y a des cas ou la migration du calcul donne lieu à des douleurs exclusivement localisées à l'hypochondre gauche (Willemin, Durand-Fardel, Sénac, H. Huchard).

M. Cyr rapporte l'observation de malades chez lesquels la douleur était ressentie uniquement dans l'abdomen, sans point douloureux au niveau de la base du thorax.

M. le Professeur Potain a vu la migration de calculs biliaires se traduire uniquement par une migraine ou une névralgie sus-orbitaire.

Nous devons à l'obligeance de M. Barrié l'observation d'un cas semblable, recueilli par lui dans le service de M. Potain.

M. Huchard, qui a observé des symptômes semblables liés à la migration d'un cholélithe, les désigne sous le nom de *pseudo-migraines* de la lithiase biliaire.

D'après lui, elles se distinguent des migraines purement arthritiques, par leur apparition et leur disparition subite, survenant deux ou trois heures après le repas; leur alternance avec des coliques hépatiques; elles sont accompagnées de congestion du foie, de subictère, de rejet de calculs par les selles; elles ne sont pas unilatérales; souvent il y a aussi une douleur à l'épaule ou de légers pincements de l'estomac. On peut les rapprocher des migraines utérines qui se produisent, comme elles, sous l'influence de l'irritation d'un viscère abdominal.

Le plus souvent la colique hépatique ne s'accompagne ni d'élévation de la température centrale, ni d'augmentation dans la fréquence du pouls; cependant il n'est pas très rare de voir survenir, en même temps que les accidents douloureux, des symptômes fébriles. C'est à cette complication qu'est due sans doute la divergence qui a existé pendant quelque temps entre les auteurs sur la fréquence du pouls dans la colique hépatique.

Mais la migration du calcul à travers les voies biliaires peut ne donner lieu qu'à un accès de fièvre, les symptômes douloureux faisant absolument défaut.

Monneret (1), dans une communication à l'Académie de médecine a, le premier, appelé l'attention sur ces accès symptomatiques des fièvres hépatiques, surtout fréquents dans la lithiase biliaire. Ils présentent des caractères bien différents des accès palustres, et se rapprochent des accès de fièvre uréthrale. Ils correspondent à la seconde moitié du nycthémère, tandis que les accès palustres surviennent le matin. Ils ne sont ni réguliers, ni évoluant toujours identiquement; souvent la périodicité manque, ou l'intensité d'un accès à l'autre varie.

Ils se reproduisent à de longs intervalles, résistent au quinquina, et ne modifient pas le volume de la rate.

(1) Des accès symptomatiques des fièvres hépatiques, Communication à l'Académie de médecine, 1850.

D'après MM. Charcot et Regnard, chez les individus atteints de la fièvre hépatique, on trouve dans les urines de la leucine et de la tyrosine, qu'on ne trouve pas dans la fièvre palustre.

M. le Professeur Charcot croit que plus d'une fièvre pernicieuse, à Paris, n'est qu'une fièvre hépatique ou génito-urinaire, d'ou résulte la nécessité de songer à ces organes en présence d'une fièvre intermittente.

Ces accès de fièvre, dans le cours de la lithiase biliaire, seraient dûs à l'inflammation des canaux biliaires, à la propagation de l'inflammation ou de l'irritation au foie (Monneret), à la résorption des produits de décomposition de la bile, ou d'une partie des éléments de la bile altérée par la présence d'un calcul (Leyden, Charcot).

M. Charcot, dans ses leçons sur les maladies du foie, dit qu'on peut voir, chez le même individu, le passage d'un calcul déterminer une colique hépatique sans fièvre, une colique hépatique avec fièvre, ou un accès de fièvre sans colique. Nous avons emprunté à la thèse de M. Magnin, une observation dûe à M. Charcot où ces trois formes alternent.

Nous ne parlerons pas ici des fièvres prolongées qui sont symptomatiques d'un travail d'inflammation ou d'ulcération des voies biliaires et des organes voisins, notre travail ne comportant que les accidents douloureux de la lithiase.

Observation XVI.

Fausse migraine lithiasique (colique hépatique larvée.

(Observation résumée, communiquée par M. Huchard).

Un homme manifestement arthritique (douleurs rhumatismales fréquentes, hémorrhoïdes. etc.), âgé de 57 ans, est atteint depuis plus de vingt ans de coliques hépatiques pseudo-gastralgiques. Souvent les crises hépatiques se traduisent par des douleurs de tête très vives qui surviennent soudainement, ordinairement deux ou trois heures après les repas, et qui disparaissent avec la même rapidité. Ces douleurs occupent toute la tête, s'accompagnent souvent de quelques pincements à l'estomac, sont souvent suivies de subictère, d'émission d'urines très chargées en urates, puis de pigment biliaire. La nature de ces pseudo-migraines a été révélée plusieurs fois par l'examen des garde-robes, qui a permis de constater de la façon la plus nette et la plus formelle l'existence de calculs biliaires. Ces crises migraineuses remplaçaient alors les crises de coliques hépatiques pseudo-gastralgiques, et elles ont été très amendées par une saison à Vichy. Depuis deux ans elles ont disparu et ont été remplacées par des accidents pseudo-gastralgiques.

Observation XVII.

(Communiquée par M. Barrié).

Observation de lithiase biliaire se manifestant par des accès de névralgie sus-orbitaire et de migraine (colique hépatique larvée).

Une jeune femme de 32 ans entre à la clinique de Necker dans le courant de décembre 1878, se plaignant de troubles digestifs caractérisés par de vives douleurs survenant environ deux heures après le repas, localisées dans l'hypochondre droit, avec irradiations dans tout le côté droit du thorax et remontant jusque dans l'épaule. A différentes reprises il est survenu des vomissements soit alimentaires, soit glaireux teintés de bile. Ces différents accidents, qui datent environ d'un mois, ont été qualifiés en ville du nom de gastralgie, sans être amendés par aucune médication.

Dès le lendemain de son entrée dans les salles, cette malade fut prise d'un violent mal de tête occupant la moitié droite du crâne et de la face: la douleur est sourde, gravative, exagérée par le moindre bruit qu'on fait dans la salle; il n'existe pas de points particulièrement douloureux. Apyrexie complète. Dans le courant de la journée, la malade est prise à deux intervalles différents de vomissements bilieux et la douleur cesse le soir même.

Cette céphalée en forme *de migraine* survient de nouveau quatre ou cinq jours après le premier accès, mais beaucoup plus violente que la première fois; en outre, elle était accompagnée de phénomènes douloureux sous forme de pincements, de brûlure au niveau de la région hépatique, avec vives irradiations dans l'épaule, dans le cou et jusqu'au niveau de la région orbitaire du côté droit. Cet accès, extrêmement douloureux, ne fut calmé que par une injection sous-cutanée de chlorhydrate de morphine; mais le lendemain, à la visite on constatait la présence d'un ictère généralisé, qui s'accentua encore davantage pendant les jours suivants; les urines étaient chargées de pigment biliaire et les matières devenues sèches et plâtreuses. Pendant une quinzaine de jours que dura l'ictère on vit survenir, à deux ou trois reprises différentes, de nouveaux accès d'*hémicrânie* précédant chaque fois de quelques heures l'apparition de phénomènes douloureux dans l'hypogastre droit, et suivis d'une accentuation légère dans l'intensité de l'ictère. Au bout de cinq semaines environ la malade quittait l'hôpital.

Observation XVIII.

(Empruntée à Willemin).

M. le Dr Evrard, de Beauvais, m'avait adressé en 1863, un malade sujet, depuis sa jeunesse, à de fréquentes migraines, et qui depuis sept mois souffrait de vomissements très pénibles. Ceux-ci se rapprochant de plus en plus avaient amené une diminution de forces.

Trousseau et Barth, appelés en consultation, admirent une migraine de l'estomac et conseillèrent les eaux de Niederbronn. Pendant cette cure, le malade eut plusieurs crises, dont une plus douloureuse fut suivie de l'évacuation de calculs de cholestérine.

Observation XIX.

(Empruntée à Cornillon. Progrès médical, 1879, p. 180).

Mme Q..., 60 ans, réglée à 15 ans, a eu, de tout temps, des douleurs d'estomac qui s'accentuèrent à 45 ans, l'époque de la ménopause. Depuis dix-huit mois, elle a maigri et a éprouvé des crises gastriques périodiques, une seule accompagnée d'ictère très léger (d'après son médecin ordinaire).

A son arrivée à Vichy, Mme Q... eut un accès caractérisé comme les précédents, par de la cardialgie avec tendance à la syncope, par des vomissements bilieux répétés, sans manifestation du côté des hypocondres, et sans augmentation bien nette du volume du foie. A la fin de l'accès, qui dura trois heures, les sclérotiques étaient jaunes et les urines bilieuses. Un purgatif est administré. Pendant trois jours, les selles furent décolorées.

Observation XX.

(Cornillon. Progrès médical, 1879, p. 180).

Mme P..., 45 ans, vient à Vichy en juin 1878. Le premier accès de colique hépatique remonte à 1870. Pendant ses crises, ses souffrances consistaient uniquement en vomissements bilieux, avec douleur épigastrique et jaunisse très légère. Elle ne ressentait rien de pénible du côté du foie. Lorsque je l'examinai, je trouvai cet organe dépassant de deux travers de doigt le rebord des fausses côtes et très dur. Les sclérotiques étaient jaunes.

Tuméfaction du foie constante.

Observation XXI.

(Empruntée à Cyr. Union médicale, 1882).

M. M..., négociant, âgé de 50 ans, souffre depuis une quinzaine d'années, de douleurs qui s'étaient fait sentir uniquement au creux épigastrique dès le début, et qu'on avait considérées comme des crampes d'estomac ; très passagères dans les premiers temps, elles survenaient à l'occasion de contrariétés, d'irrégularités dans les heures des repas, ou à la suite d'écarts de régime. Plus tard, à la suite des privations endurées pendant le siège, il s'y joignit des troubles digestifs très manifestes, caractérisés par une sensation de pesanteur après le repas, un peu de flatulence, des digestions qui n'en finissaient pas, et parfois des vomissements, mais jamais à jeun. Les troubles digestifs se produisaient surtout après le repas du soir, rarement après celui de midi.

Le caractère des douleurs n'avait pas changé, quant aux crises aiguës et à leur siège. Le malade pour achever ses digestions, crut devoir, malgré les recommandations de son médecin, user largement de mets épicés. Aux symptômes déjà indiqués vinrent se joindre des douleurs abdominales, coïncidant avec celles éprouvées au creux épigastrique, et avec retentissement lombaire unilatéral à droite, particularité que le malade me fit remarquer, parce qu'elle l'avait intrigué beaucoup, craignant d'avoir des coliques néphrétiques.

L'examen des urines, répété plusieurs fois, n'avait du reste fait constater aucun dépôt suspect. Il avait en même temps de la constipation et des pertes de sang par l'anus, non régulières, mais assez fréquentes et assez abondantes pour l'anémier sérieusement.

Il y avait en même temps de la flatulence, mais plutôt abdominale que gastrique. Jamais il n'y avait eu d'ictère.

Le foie était un peu développé et dépassait le rebord costal d'un bon travers de doigt.

La pression ne déterminait de douleur nulle part, au grand étonnement de M. M...

L'amaigrissement et l'affaiblissement étaient devenus considérables.

M. M... avait consulté plusieurs médecins qui avaient porté le diagnostic de gastro-entérite. Un professeur de la Faculté, consulté également, confirma ce diagnostic, mais fit une petite réserve à l'égard du foie, et insista pour une saison à Vichy.

Le lendemain de son arrivée à Vichy, on put suivre l'évolution d'une crise. La douleur débutait assez brusquement, mais sans grande intensité tout d'abord, et était limitée exactement au creux épigastrique, sans autre irradiation que dans la région lombaire droite et à l'hypogastre. Elle avait un caractère à la fois lancinant et de torsion ; l'intensité augmentait graduellement et arrivait à un maximum au bout de deux heures.

Quoique l'examen des urines ne donnât aucun indice positif, on diagnostiqua fort probablement des coliques hépatiques d'origine calculeuse. Des recherches entreprises dans les garde-robes, quand le malade eut quitté Vichy et fut revenu chez lui, montrèrent des calculs dont quelques-uns étaient de forme irrégulière et offraient des aspérités assez acérées, et une grande quantité de sable biliaire.

On apprit quelques mois plus tard, que le malade était mort presque subitement, dans les vingt-quatre heures, à la suite d'une crise des plus violentes, qui s'était terminée par des symptômes de péritonite, mais sans ictère.

M. Cyr fait remarquer que ce qui avait favorisé la méprise dans ce cas, c'était la propagation de la douleur épigastrique à l'abdomen, sans point fixe, de manière à faire croire à une entérite ou une entéralgie, que rendaient vraisemblables les autres symptômes, ainsi que l'absence de douleur dans l'hypocondre droit et d'ictère.

Observation XXII.

(M. le professeur Charcot, thèse de Magnin, 1869, résumée.)

Fièvre symptomatique de lithiase biliaire. Accès anormaux de colique hépatique.

M. P..., âgé de 70 ans, a toujours habité Paris, d'une bonne constitution, n'a jamais eu d'autre maladie qu'une dyspepsie flatulente depuis quelques années, pour laquelle il se rendit à Vichy plusieurs fois ; n'a jamais eu de fièvre, ni d'ictère, et n'a jamais été exposé à l'influence palustre.

Le 16 décembre 1867, il a été pris d'un frisson violent, avec tremblement de tout le corps, qui a duré de dix heures du matin à cinq heures du soir, et a été suivi d'apyrexie complète qui a permis au malade de reprendre ses occupations.

Le 20. Nouveau frisson dans la nuit, vers 11 heures du soir, avec vomissements et douleur épigastrique.

13 février 1868. Frisson intense avec nausées, sans aucune douleur dans l'hypochondre ou l'épigastre.

Le 25. Nouveau frisson.

8 mars. Frisson sans douleurs; envies de vomir.

Le 18. Frisson qui débute vers 10 heures du soir.

Le 27. Frisson avec chaleur et sueur à la suite d'une colique très douloureuse ayant son siège à l'épigastre.

A ce moment, M. Charcot soupçonna l'affection calculeuse de donner lieu à ces étranges accidents, et soumit son malade à la médication alcaline.

Le 30. Vers 2 heures du matin, frisson avec envie de vomir, puis colique très douloureuse qui se prolonge jusqu'au lendemain vers midi.

18 avril. Fièvre très vive qui se reproduit dans la nuit du 22 au 23, sans aucune douleur dans l'hypochondre droit ou l'épigastre.

1er mai. Frisson violent dans la nuit.

A cette époque, le malade se rendit à Vichy où il eût quelques coliques peu intenses, et en revint guéri.

Janvier 1869. Le malade a eu dans le cours de ce mois plusieurs frissons, les uns avec fièvre, les autres sans fièvre.

Dans l'un d'eux, il y avait un tremblement général du corps, une douleur atroce à l'hypochondre droit et l'épigastre; le pouls était petit, fréquent, l'aspect chölériforme inspirait des inquiétudes; cet état s'améliora par l'administration de l'opium à doses de 1 centigramme toutes les heures.

Le malade n'a jamais eu d'ictère, les urines n'ont jamais été foncées au moment des accès; on n'a pu obtenir que les matières fécales fussent conservées.

Observation XXIII (personnelle).

(Recueillie dans le service de M. Huchard).

Fièvre intermittente hépatique. Lithiase biliaire (?).

C... (Louis), 65 ans, tailleur, entré le 28 octobre 1882, salle Saint-Augustin, lit nº 14, hôpital Tenon, n'a jamais été malade. Il a été traité en 1870 à la Pitié par M. Trélat, pour un rétrécissement de l'urèthre. Il y a un an qu'il a commencé à perdre son appétit et ses forces, et à avoir du dégoût pour les aliments et surtout pour la viande, a commencé à éprouver à cette époque des douleurs en ceinture sans prédominance à droite.

Le 15 août 1882, il a été pris subitement de fièvre (frisson, tremblement, chaleur, sueur) et est devenu très jaune, mais n'a éprouvé aucune douleur du côté du foie; est entré à cette époque une première fois dans le service, où il est resté une quinzaine; mais aussitôt sa sortie, a été repris de fièvre et de jaunisse, et pendant six semaines, a eu des accès fébriles tous les quatre, cinq ou six jours, quelquejois tous les deux jours sans périodicité.

Le 27 octobre, nouvel accès de fièvre, augmentation de la jaunisse; c'est à cette époque qu'il rentre à l'hôpital. Pendant cinq mois que son séjour y a duré, il présente tous les cinq ou six jours, le soir, un accès de fièvre pendant lequel la température normale le matin monte à 39° ou 40°, puis est retrouvée normale le lendemain matin.

Il a une teinte ictérique légère répandue sur tout le corps, des démangeaisons, une éruption acnéique sur le côté droit et dans le dos. Il n'accuse aucune douleur; aussitôt qu'il n'a plus la fièvre, il va « admirablement ». Il a peu d'appétit, du dégoût pour la viande, ni vomissements, ni nausées. Pas de constipation. pas de diarrhée, pas de selles décolorées.

Le foie est un peu volumineux, atteint en haut le troisième espace intercostal, déborde à peine les fausses côtes en bas; la malaxation de la région n'est pas douloureuse ; pas de distension appréciable de la vésicule, ni de sensation de collision.

Le cœur paraît sain, le pouls lent bat 52 par minute ; rien aux poumons, pas d'œdème des malléoles.

On a trouvé de la bile dans les urines, d'une manière intermittente, en rapport avec les accès de fièvre,

Le malade resté sans accès de fièvre du 1er au 17 mars, et dont l'ictère a beaucoup diminué et presque disparu, réclame sa sortie à cette date.

Observation XXIV.

Coliques hépatiques excessivement violentes ; frissons, suivis de sueurs. Mort. Gros calcul engagé à l'orifice duodénal du canal cholédoque. (Murchison. Mal. du foie, p. 341.)

Au musée du Royal College of surgeons est déposé un gros calcul ovale, solidement pris dans l'extrémité du canal cholédoque et dont une portion fait saillie dans le duodénum à travers l'orifice dilaté du canal.

Cette pièce anatomique provient d'une femme de 70 ans, très forte, qui pendant prés de six mois, avait été sujette à des douleurs spasmodiques de l'estomac, survenant avec des frissons, comme si c'eût été un accès de fièvre, qui duraient une demi-heure ou une heure et étaient suivies de sueurs abondantes.

Ce ne fût que pendant le dernier mois de la vie que parurent l'ictère et les vomissements. Trois jours avant la mort, elle fut prise d'une crise extraordinairement violente, de frissons et de douleurs qui persistèrent presque sans rémission jusqu'à la mort.

CHAPITRE VIII.

DIAGNOSTIC.

Quand la colique hépatique est franche, qu'elle survient deux heures après le repas, qu'elle présente les points douloureux que nous avons étudiés, les vomissements, que la fréquence du pouls reste normale, ou au-dessous de la normale, que la terminaison de la colique se fait brusquement et qu'elle est suivie d'ictère, il n'est pas difficile de la reconnaître. Et, un peu plus tard, la présence des calculs dans les matières fécales permet de contrôler l'exactitude du diagnostic. Et si la colique hépatique peut être méconnue, c'est le plus souvent parce qu'on n'y pense pas et qu'on ne la recherche pas.

Nous avons exposé ailleurs les différents signes qui permettent de distinguer les douleurs de la colique hépatique atténuée de la gastralgie et de la dyspepsie ; nous n'y reviendrons pas ici.

L'ulcère et le cancer de l'estomac donnent parfois lieu à des douleurs qu'on pourrait confondre avec des crises calculeuses, mais ont leurs symptômes propres : tumeur, dégoût de certains aliments, hématémèses, vomissements de matières marc de café ; leur marche, bien que présentant des paroxysmes douloureux, est continue et progressive.

La névralgie intercostale présente des points douloureux différents de ceux de la colique hépatique ; les crises gastriques du tabes s'accompagnent des autres accidents de l'ataxie (troubles moteurs, oculaires, lésions rétiniennes, anaphrodisie, etc.) et n'ont d'ailleurs, par elles-mêmes, qu'une ressemblance lointaine avec la colique hépatique.

Le cancer, le catarrhe des voies biliaires, s'ils produisent l'ictère, ne donnent pas lieu aux crises douloureuses paroxystiques ; de plus, la marche du cancer n'est pas la même, elle est lente ; enfin, il s'accompagne d'une cachexie spéciale, et le plus souvent le cancer des voies biliaires est secondaire à celui de l'estomac ou d'un autre viscère abdominal. Cependant le cancer des voies biliaires pouvant comprimer le cholédoque et gêner le cours de la bile, peut amener le développement de la lithiase biliaire, et les accidents de la colique hépatique peuvent, par suite, être observés simultanément.

Le catarrhe des voies biliaires s'accompagne généralement de catarrhe de l'estomac, de l'intestin, d'état saburral de la langue, etc. De plus, il ne donne pas naissance à des douleurs.

Les kystes hydatiques, qui se développent rarement sur la face inférieure du foie ; les tumeurs purulentes, qui s'accompagnent également d'ictère, ne seront pas confondus avec la colique hépatique ; l'ictère, ne se développant pas à la suite de crises douloureuses, et tout à coup, mais au contraire progressivement ; de plus, on constate la présence d'une tumeur, etc.

On ne croit plus guère aujourd'hui à l'hépatalgie essentielle, telle que la comprenait Beau. En tout cas, c'est un diagnostic qu'on ne doit admettre qu'avec beaucoup de circonspection, même quand tous les signes d'affection du foie ou surtout de colique hépatique manquent. Les douleurs hépatalgiques se rattachent le plus souvent à la lithiase biliaire.

L'affection qui pourra être confondue le plus facilement avec la colique hépatique, c'est la néphrétique. On sait, en effet, qu'on rencontre assez fréquemment la gravelle urique en même temps que la lithiase biliaire, et que parfois les douleurs de la colique néphrétique déterminent une crise de colique hépatique, ou réciproquement.

La recherche des points douloureux permettra de les différencier assez facilement. Dans la colique néphrétique, les points douloureux siègent, l'un à la région lombaire, un peu en dehors des apophyses épineuses des deuxième et troisième vertèbres lombaires, l'autre répond au rein, et généralement au rein gauche, et siège sur le milieu d'une ligne allant du rebord des fausses côtes à l'épine iliaque antérieure et supérieure ; un troisième, enfin, siège au niveau de l'orifice externe du canal inguinal, à deux ou trois centimètres en dehors de l'épine du pubis. Ces points douloureux envoient des irradiations dans le flanc, le testicule, la grande lèvre, la cuisse correspondante, et occupent le segment inférieur du corps, tandis que les points douloureux de la colique hépatique siègent tous à la base du thorax et au-dessus (1), et leur siège permettra de les distinguer des irradiations douloureuses qui, dans la colique néphrétique, peuvent s'étendre peu à peu vers l'épigastre, l'ombilic, l'hypogastre et déterminer les vomissements par action réflexe, et « dans la colique bilieuse, ainsi que le dit Sydenham, on est plus soulagé par les vomissements que dans la néphrétique ». Enfin, l'ictère n'appartient pas à la colique néphritique ; ajoutons, pour nous résumer, que les douleurs de la colique hépatique se font sentir de bas en haut, qu'elles sont *ascendantes*, comme on l'a dit, tandis que celles de la colique néphrétique irradient de haut en bas ; qu'elles sont, en un mot, *descendantes*.

La constatation des points lombaire, rénal, inguinal, de leurs irradiations vers le testicule, la grande lèvre, la cuisse, permettra de reconnaître la colique néphrétique, même dans les cas où elle coexistera avec la colique hépatique.

Nous avons dit ailleurs qu'il n'est pas très rare de voir

(1) Cornillon. Progrès médical, 1880, p. 661.

la colique hépatique se produire peu de temps après l'accouchement. Des vomissements, une douleur vive dans le ventre peuvent faire songer de suite dans ces conditions à une péritonite, comme M. Huchard en a cité plusieurs exemples dans son travail sur les *coliques hépatiques de la grossesse et de l'accouchement*. Mais qu'on examine le bas-ventre, on le trouve souple, non douloureux, non météorisé ; c'est, au contraire, à la base du thorax qu'est la douleur, on reconnaît le point épigastrique ; de plus, on constate que l'accouchée est sans fièvre, et, cependant, les symptômes de la colique hépatique ont souvent été pris pour le début d'une péritonite, tant l'esprit est disposé à croire ce qu'il craint. Mais, dans ces conditions, si le diagnostic n'a pas été fait, c'est faute d'avoir été posé.

Le diagnostic entre l'étranglement interne, la hernie étranglée et la colique hépatique peut se poser, d'autant plus facilement parfois que la présence des cholélithes dans l'intestin par leur nombre ou leur volume peuvent devenir l'origine d'une occlusion intestinale ou bien parce que le calcul engagé dans le cholédoque produit par action réflexe des phénomènes d'étranglement, absolument comme un simple pincement de l'intestin dans une hernie. La nature des vomissements, la météorisation de l'abdomen, l'impossibilité de provoquer les selles par un purgatif, dans un cas, et dans l'autre l'ictère, la douleur à l'épigastre, à l'hypochondre, douleur paroxystique par excellence, permettront de faire la part de chacune de ces affections.

L'aortite, ainsi que M. Bucquoy en rapporte un exemple remarquable, peut donner lieu dans l'hypochondre droit à des douleurs paroxystiques qui font songer naturellement à des coliques hépatiques ; mais tous les autres symptômes de la crise calculeuse manquent, tandis qu'on constate des troubles circulatoires variés ; Toutefois, si l'on n'était prévenu que l'aortite (au niveau de l'abdomen) peut donner lieu à des douleurs si semblables à celles des coliques hépatiques, on pourrait admettre à tort l'existence de la lithiase biliaire et de coliques calculeuses.

Nous avons indiqué, en traitant de la forme fébrile, les caractères qui pourront mettre sur la voie du diagnostic. Les accès de fièvre sont nocturnes, non périodiques, ou ne se produisent pas toujours avec la même intensité ; de plus on retrouvera souvent d'autres symtômes de la colique hépatique, ou le malade en a été atteint ; enfin la rate n'est pas grosse et le malade n'a pas été soumis à l'influence palustre.

La colique hépatique une fois reconnue, elle est presque toujours de nature calculeuse ; cependant on admet qu'un simple spasme des voies biliaires peut amener les accidents douloureux et même la rétention de la bile dans la vésicule ; et l'ictère (?). D'autres corps étrangers peuvent aussi donner lieu à ce syndrome, par le même mécanisme que les calculs ; des lombrics venus de l'intestin, des hydatides venues du foie ont donné lieu parfois aux accidents douloureux. Des affections des organes voisins par compression du canal cholédoque ont pu faire croire à la lithiase biliaire. Murchison dit avoir vu un ulcère du duodénum, au niveau de l'ampoule de Vater provoquer des crises douloureuses, Frerich cite un cas ou un anévrysme de l'artère hépatique donna lieu aux mêmes accidents ; mais ces cas sont si rares que le diagnostic en est presque impossible.

Quelques auteurs ont cru pouvoir reconnaître le point des voies biliaires où le calcul est arrivé dans le cours de la crise par le déplacement du point douloureux cystique vers le point épigastrique ; mais toute la région en ce moment est douloureuse, et le calcul peut n'être pas seul.

L'enclavement d'un calcul dans les voies biliaires, avec obstruction et ictère chronique, peut donner lieu à des coliques hépatiques. On reconnaîtra, d'après Murchison, que l'ictère est dû à l'obstruction des voies biliaires par un cholélithe, à ce que le malade a déjà eu des coliques hépatiques et des atteintes d'ictère transitoires, avant qu'il s'établisse d'une manière chronique.

CHAPITRE IX

TÉRMINAISONS.

Dans la grande majorité des cas, la colique hépatique, après une durée plus ou moins longue, amène l'expulsion d'un ou plusieurs calculs et le malade se rétablit rapidement.

Dans quelques cas cependant, les symptômes de la colique prennent une violence extrême, ainsi que M. le professeur Charcot en rapporte un exemple d'après Gerhardt, qui vit mourir, au milieu de convulsions, une malade, à l'autopsie de laquelle on trouva dans le cholédoque des fragments d'un calcul hépatique à angles aigus, qui avaient éraillé la muqueuse.

D'autres fois le malade tombe dans un état syncopal, rapidement suivi de mort. Ces cas sont heureusement rares.

Le malade, dans le cours d'une colique hépatique, est encore exposé à l'éventualité d'une mort rapide par rupture de la vésicule, des canaux biliaires et péritonite suraiguë ; ou bien à la suite de crises douloureuses multiples, à la mort lente par lésion consécutive du foie (ictère chronique ; cirrhose hypertrophique ; urémie hépatique, Debove).

Enfin un malade atteint de coliques hépatiques n'en est pas moins exposé à tous les accidents si variés de la lithiase biliaire et particulièrement aux suivants (ulcération de la vésicule, fistules, péritonite).

Paris. — A. PARENT, imp. de la Fac. de médec., A. DAVY, successeur, 52, rue Madame et rue M.-le-Prince, 14.

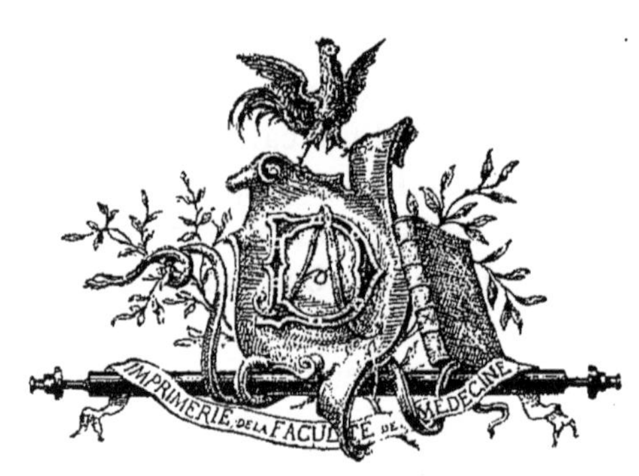
IMPRIMERIE DE LA FACULTE DE MEDECINE

www.ingramcontent.com/pod-product-compliance
Ingram Content Group UK Ltd.
Pitfield, Milton Keynes, MK11 3LW, UK
UKHW021217230726
13926UKWH00003B/1072

9 782014 040807